絵で見る
経筋治療

監修＝薛立功
編著＝劉春山・趙瑞国・高慶霞
翻訳＝猪俣稔成

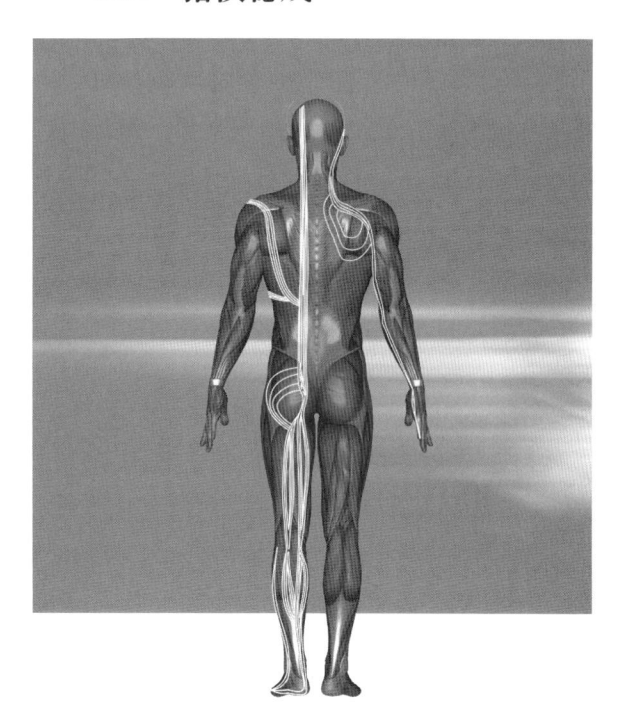

東洋学術出版社

原書:『完全図解版 人体経筋循行地図』© 人民軍医出版社（2010 年刊）
監修：薛立功
編著：劉春山・趙瑞国・高慶霞
翻訳：猪俣稔成

呉　序

　本書は著者の20余年に及ぶ針灸・針刀・微創医療〔マイクロサポートサイエンティフィック〕・推拿の経験に、『黄帝内経』の理論を加えたものである。経筋と関係の深い「横絡」「筋結点」等に対する見方の突破をはかり、実践における体得から、経筋の循行と局所解剖の考えを提示している。特に称賛に価するのは著者が経筋理論と、現代医学の神経・血管・筋肉・骨格などの関連知識を密接に融合し、伝統的な経筋理論を視覚的・直感的・具体的・科学的なものへと引きあげていることである。

　本書の著作方法は斬新で、図や説明文に重きをおいている。図が豊富であるだけでなく、言葉によって図を解説しているため言葉と図が相互に影響しあい、抽象的な経筋理論を具体的で生き生きとした表現方法で描写しており、読者にとって理解しやすいものとなっている。

　なお本書は、中医針灸・推拿・針刀・微創医療・骨傷などの専門家や、中医臨床学科の学習、参考に活用できるだけでなく、さらに多くの中医愛好者にとっても臨床的に価値ある一冊となっている。この本は実用的な辞典として収蔵すべきである。

　この本の出版によって、中医針灸学における経筋病の臨床応用と研究にとって有益な一助になると信じている。

中国中医科学院教授，主任医師，博士生指導教員
中央保健会診療専門家
中国針灸学会経筋分会副主任委員
中国針灸学会針灸灸法分会副主任委員
呉中韓
丑年の冬，中国中医研究院

程　序

　私が『霊枢』『素問』を閲読するたびに強く思うのは，古代から9種の針法があるが，現代ではその多くが不完全な状態であるということだ。幸い，薛立功氏は温故知新の精神から『霊枢』『素問』の研究・読書を重ね，九針法の意義を唱え，長針や円針を規定し，また『中国経筋学』を著して，「解結針法」〔経絡の圧迫を弛緩させる針法〕に再び光りを当てた。天宝7載（748年）以降，経筋理論に中国伝統の精神を深く取り入れて海外に伝播させ，その理論を駆使してどのような頑固な痛みに対しても多くの効果をもたらしている。現在，経筋の研究は盛んになり，その研究者たちも優秀になってきている。その精華を汲み上げ糟粕を捨て去り，規範や基準を創造することを期待したい。

　そしていま，劉春山先生は中国医学の継承・発揚・整理・向上を目的として，『黄帝内経』の原書を掘り起こし，臨床実践を出発点として，縦軸を中医学の経筋学に，横軸を現代医学の解剖学として中医学と西洋医学を結合した『人体経筋地図』を著した。

　本書は図表が豊富で，理論と実践が融合している。学ぶ者にとっては「按図索駿」〔手がかりを頼りに駿馬を探す〕の基準となる。たいへん喜ばしいことであることを序文の言葉に代えたい。

中国工程院院士
中国針灸学会副会長
程辛農

本書を読むにあたって

　本書は，薛立功監修，劉春山・趙瑞国・高慶霞編著『完全図解版 人体経筋循行地図』（人民軍医出版社，2010年刊）を底本として翻訳したものである。

　本書では，十二経筋の295の治療点（本書では「筋結点」と表現されている）を解剖図上で示し，それぞれの治療点について，位置・局所解剖・主治・治療上の注意事項を列記している。

◇治療点を示す「次」の意味

　本書で紹介されている治療点の多くは，一般的な腧穴の名称に「次」の字を加えて命名されている。本書の編著者は原書のなかで，この「次」について以下のように注釈している。

　　「次」の由来：伝統的な針灸学では経脈の観点から注釈したものがほとんどであるが，張介賓（ちょうかいひん）が『黄帝内経』のなかで注釈した十二経筋によれば，たとえば「足の太陽の筋は小指から起こり，上では踝に結び，崑崙の次に結ぶ」とある。実際，臨床において損傷がみられた場合，本当の問題は腱鞘の上にあるため，「崑崙の次」と称されており，臨床では「の」の字を取って「崑崙次」と呼んでいる。「崑崙次」の「次」とは，腧穴の傍の筋肉や靱帯の起止部のことであり，筋骨の上にあるため，腧穴とは別に，その近くにある腧穴の名称に「次」の字を加えて命名されている。生理状態では，正常な結合点の一つであり，正常な生理範囲内にあるものを「筋結点」と呼び，病理状態では「結筋点」と呼んでいる。

　つまり「○○次」とは，○○穴の傍の筋肉や靱帯の付着部という意味であり，同時に経筋病の治療点でもある。

◇恢（かい）刺法

　本書の各治療点の「注意事項」には，しばしば「恢刺法」を行う際の注意点が記されている。恢刺法とは，『霊枢』官針篇に記載されている十二刺の1つで，「直に刺してこれを傍にし，これを挙げて前後し，筋の急するを恢（ひろ）げ，以て筋痺を治するなり」と記されている刺法である。

　参考として，陸寿康著『針灸手技学』（東洋学術出版社）のなかの「恢刺法」に関する記述を以下に示しておく。

　「刺針にあたっては，患部の筋腱のところに直刺あるいは斜刺で刺入した後，患者に患部の筋肉を運動させながら針を捻転提挿することによって，拘縮した筋肉を弛緩させ機能を回復させる。『恢』には拡大する，ゆるやかなという意味があり，この刺法によって拘縮痙攣している筋肉を弛緩させることから恢刺法と名づけられた。この刺法の特徴は，筋腱への多方向刺針ということと，体の運動にあわせて捻転，提挿手技を行うことにある。したがって『多向刺法』ともいう」

編集部

目　次

程序······i
呉序······ii
本書を読むにあたって······iii

経筋の順行

手の少陽経筋　足の少陰経筋······1
手の太陰経筋　手の少陰経筋······2
足の陽明経筋　手の陽明経筋······3
足の少陽経筋　足の太陰経筋······4
手の太陽経筋　足の太陽経筋······5
手の厥陰経筋　足の厥陰経筋······6

足の太陽経筋

趾趾5······	7	束骨次······	8	京骨次······	9
申脈次······	10	崑崙次······	10	女膝次······	11
泉生足次······	11	承山次······	12	承山内······	12
承山外······	13	承筋次······	13	合陽次······	14
合陽内······	14	合陽外······	15	委中次······	16
委陽次······	16	陰谷次······	17	浮郄次······	18
直立次······	19	内直立······	19	外直立······	20
殷上次······	21	内殷上······	21	外殷上······	22
承扶次······	23	外承扶······	24	環跳次······	25
秩辺次······	26	志室次······	27	肓門次······	27
中焦兪次······	28	第1～5腰椎横突······	29	白環兪次······	30
中膂兪次······	30	膀胱兪次······	31	小腸兪次······	31
関元兪次······	32	大腸兪次······	32	気海兪次······	33
腎兪次······	33	三焦兪次······	33	胃兪次······	34
脾兪次······	34	胆兪次······	35	肝兪次······	35
胃脘下兪次······	35	膈兪次······	36	督兪次······	36
心兪次······	36	厥陰兪次······	36	肺兪次······	37
風門次······	37	大杼次······	37	下髎次······	38

中髎次	38	次髎次	38	上髎次	39
上後腸骨棘	40	第5仙骨棘突	40	第4仙骨棘突	41
第3仙骨棘突	41	第2仙骨棘突	41	第1仙骨棘突	41
第5腰椎棘突	42	第4腰椎棘突	42	第3腰椎棘突	43
第2腰椎棘突	43	第1腰椎棘突	43	第12胸椎棘突	44
第11胸椎棘突	44	第10胸椎棘突	44	第9胸椎棘突	45
第8胸椎棘突	45	第7胸椎棘突	45	第6胸椎棘突	45
第5胸椎棘突	46	第4胸椎棘突	46	第3胸椎棘突	46
第2胸椎棘突	46	第1胸椎棘突	46	第7頸椎棘突	47
第6頸椎棘突	47	第5頸椎棘突	47	第4頸椎棘突	48
第3頸椎棘突	48	第2頸椎棘突	48	第1頸椎棘突	48
天柱次	49	玉枕次	49	百会次	50
陽白次	51	攢竹次	51	印堂次	51
魚腰次	52				

足の少陽経筋

趾趾4	53	下丘墟	54	丘墟次	54
光明次	55	陵下次	56	陽陵次	57
陵後次	58	腓骨小頭	59	成腓間	59
成骨次	59	風市次	60	上風市	60
髀枢	61	髀枢上	61	髀枢内	62
中空次	63	健胯次	63	腰宜次	64
腰眼次	64	京門次	65	章門次	65
腹哀次	66	日月次	66	期門次	66
食竇次	67	天渓次	68	気戸次	69
欠盆次	70	気舎次	70	天突旁	71
天鼎次	71	天牖次	72	完骨次	72
風池次	73	率谷次	73	承霊次	74
正営次	74	目窓次	74		

足の陽明経筋

趾趾2-3	75	衝陽次	75	解渓次	75
豊隆次	76	足三里次	77	脛骨結節	78
膝蓋下	78	膝蓋上	79	脛骨外果棘	79
膝蓋外下	80	膝蓋外	80	膝蓋外上	80
脛骨内果棘	80	膝蓋内	81	膝蓋内上	81
鶴頂次	82	伏兎次	83	関兎次	83
髀関下	84	維道次	85	気衝次	85

陰廉次 …………… 86	曲骨次 …………… 87	中極次 …………… 88
関元次 …………… 88	気海次 …………… 89	神闕次 …………… 89
下脘次 …………… 90	建里次 …………… 90	中脘次 …………… 91
上脘次 …………… 91	巨闕次 …………… 91	鳩尾次 …………… 91
帰来次 …………… 93	水道次 …………… 93	大巨次 …………… 94
梁門次 …………… 95	幽門次 …………… 95	中庭次 …………… 96
膻中次 …………… 96	玉堂次 …………… 96	紫宮次 …………… 97
華蓋次 …………… 97	璇璣次 …………… 97	天突次 …………… 97
廉泉次 …………… 98	夾廉泉次 ………… 98	上廉泉次 ………… 99
人迎次 …………… 100	承漿次 …………… 101	夾承漿次 ………… 101
頬車次 …………… 102	牽正次 …………… 102	下関次 …………… 103
顴髎次 …………… 104	四白次 …………… 104	水溝次 …………… 104
巨髎次 …………… 105	迎香次 …………… 105	

足の太陰経筋

大都次 …………… 107	公孫次 …………… 107	公孫上 …………… 107
商丘次 …………… 108	陰陵上 …………… 109	箕門次 …………… 110
五枢次 …………… 111	髀関次 …………… 112	府舎次 …………… 113

足の厥陰経筋

趾趾1 ……………… 115	中封次 …………… 115	膝関次 …………… 116
髎膝間 …………… 116	髎髎次 …………… 116	血海次 …………… 117
陰包次 …………… 117	地五里次 ………… 118	

足の少陰経筋

跖趾1-5 ………… 119	湧泉次 …………… 120	公孫下 …………… 121
然谷次 …………… 122	照海次 …………… 123	太渓次 …………… 123
失眠次 …………… 124	失眠内 …………… 124	失眠前 …………… 124
曲泉次 …………… 125	横骨次 …………… 126	

手の太陽経筋

腕骨次 …………… 127	陽谷次 …………… 127	小海次 …………… 128
肩貞次 …………… 129	臑兪次 …………… 129	肩痛点次 ………… 130
下肩痛点 ………… 130	銀口次 …………… 130	膈関次 …………… 131
譩譆次 …………… 131	神堂次 …………… 131	膏肓次 …………… 132
魄戸次 …………… 132	附分次 …………… 132	

手の少陽経筋

陽池次 ………… 133	四瀆次 ………… 134	肘尖次 ………… 135
天井次 ………… 135	消濼次 ………… 136	臑会次 ………… 137
肩髎次 ………… 137	肩　峰 ………… 137	棘　外 ………… 138
天宗次 ………… 138	肩甲棘 ………… 138	天髎次 ………… 139
頸1－7横突起 … 140	欠盆上 ………… 141	顱息次 ………… 142
角孫次 ………… 142	和髎次 ………… 143	太陽次 ………… 143

手の陽明経筋

陽渓次 ………… 145	列欠次 ………… 145	手三里次 ……… 146
上腕骨外果 …… 146	肩髃次 ………… 147	巨骨次 ………… 148
肩甲上 ………… 149	秉風次 ………… 150	曲垣次 ………… 150
肩井次 ………… 150		

手の太陰経筋

掌指1 ………… 151	魚際次 ………… 151	太淵次 ………… 152
沢前次 ………… 153	尺沢次 ………… 153	天府次 ………… 154
肩内陵次 ……… 154	抬肩次 ………… 155	中府次 ………… 155
雲門次 ………… 156	歩廊次 ………… 157	神封次 ………… 157
霊墟次 ………… 158	神蔵次 ………… 158	彧中次 ………… 158
俞府次 ………… 158		

手の厥陰経筋

掌指2－4 …… 161	大陵次 ………… 162	臂中次 ………… 163
沢下次 ………… 163	曲沢次 ………… 163	肱中次 ………… 164
挙肩次 ………… 165	屋翳次 ………… 166	膺窓次 ………… 166
乳根次 ………… 167		

手の少陰経筋

掌指5 ………… 169	神門次 ………… 170	少海次 ………… 171
肱骨内顆 ……… 171	青霊次 ………… 172	極泉次 ………… 172

あとがき ……………………………………………………………… 173
治療点名索引 ………………………………………………………… 175
主治索引 ……………………………………………………………… 178

経筋の順行

手の少陽経筋　足の少陰経筋

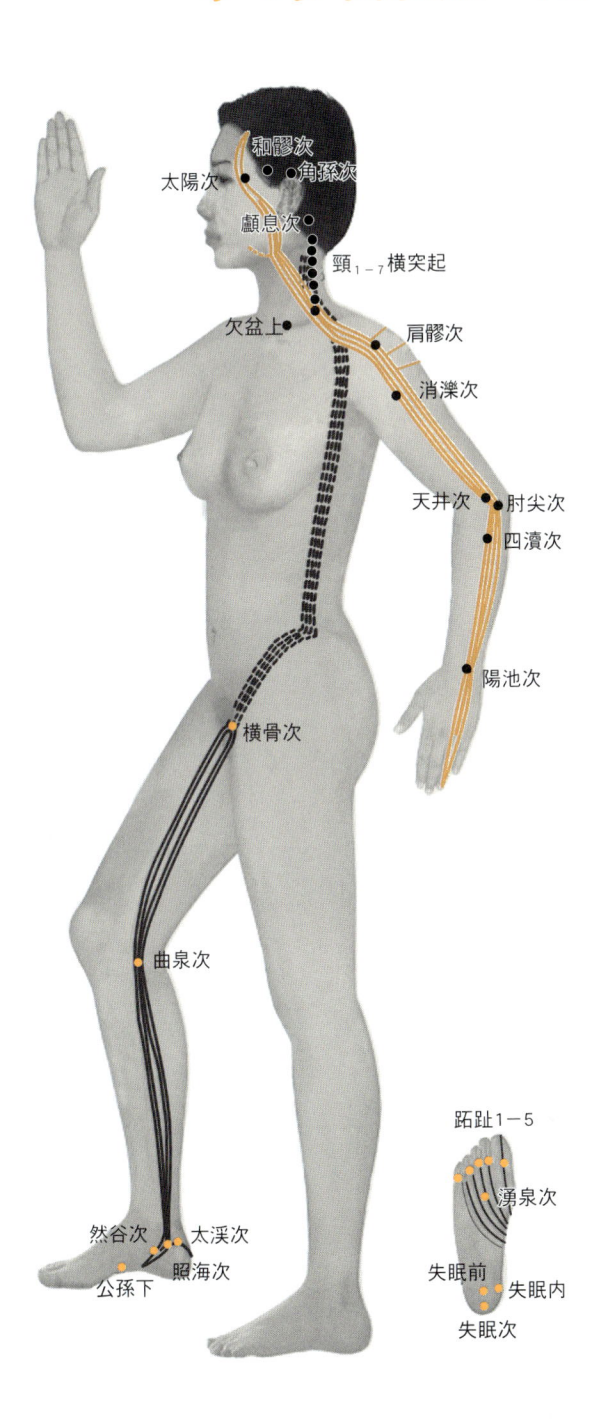

手の少陽経筋の順行

手の少陽の筋は，小指の次の指〔薬指〕の端に起こる。腕に結び，上って臂〔前腕〕に循り，肘に結ぶ。上って上腕の外の廉を巡り，肩に上り頸に走り手の太陽の筋に合す。其の枝の者は曲頰〔下顎角〕に当たり，入って舌本につながる。其の枝の者は曲牙〔下顎骨〕に上り，耳の前を循り，目の外眥に属し，上って頷に乗じ，角に結ぶ。

（『霊枢』経筋篇）

足の少陰経筋の順行

足の少陰の筋は第5趾の下より起こる。足の太陰の筋に並び，邪めに内果の下に走る。踵に結び，太陽の筋と合して，上って内輔の下に結ぶ。太陰の筋に並んで，上って陰股を循って，陰器に結ぶ。脊椎の内を循り，膂〔背骨〕を挟んで上って項に到り，枕骨に結び，足の太陽の筋と合す。

（『霊枢』経筋篇）

―――― 手の少陽経筋
―――― 足の少陰経筋

手の太陰経筋　手の少陰経筋

手の太陰経筋の順行

手の太陰の筋は，大指〔母指〕の上に起こる。指に循って上り，魚際の後ろに結ぶ。寸口の外側を行き，臂〔前腕〕に循って上り，肘の中に結ぶ。臑〔上腕〕の内の廉を巡り，腋の下に入り，欠盆に出て，肩の前髃に結び，上って欠盆に結び，下って胸裏に結ぶ。散じて賁〔胃の噴門部〕を貫き，賁下〔横隔膜〕に合し，季脇に至る。

（『霊枢』経筋篇）

手の少陰経筋の順行

手の少陰の筋は，小指の内側より起こる。鋭骨〔豆状骨〕に結び，上って肘の内廉に結ぶ。上って腋に入り，太陰と交わり乳の裏を挟み，胸中に結ぶ。賁を循り，下って臍につながる。

（『霊枢』経筋篇）

―――― 手の太陰経筋
―――― 手の少陰経筋

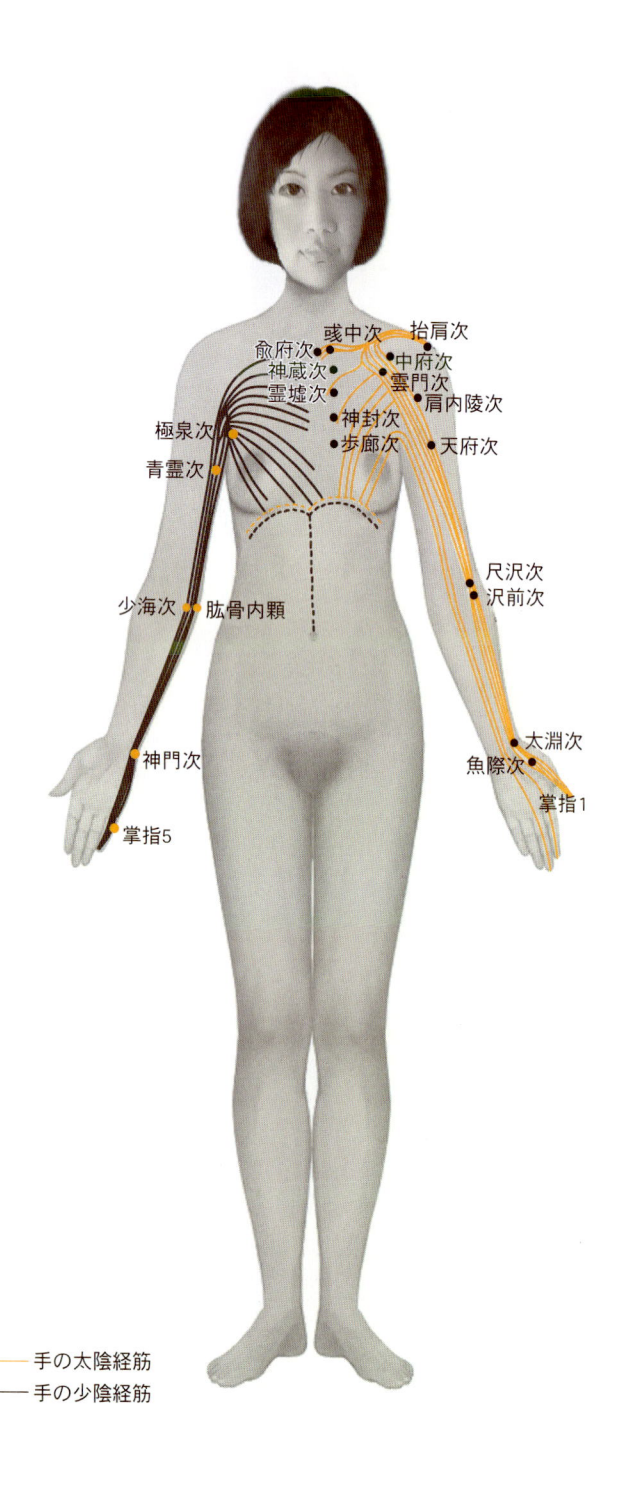

足の陽明経筋　手の陽明経筋

1 迎香次　2 迎香次　3 巨髎次　4 夾承漿次
5 夾廉泉次　6 頰車次　7 下関次　8 顴髎次

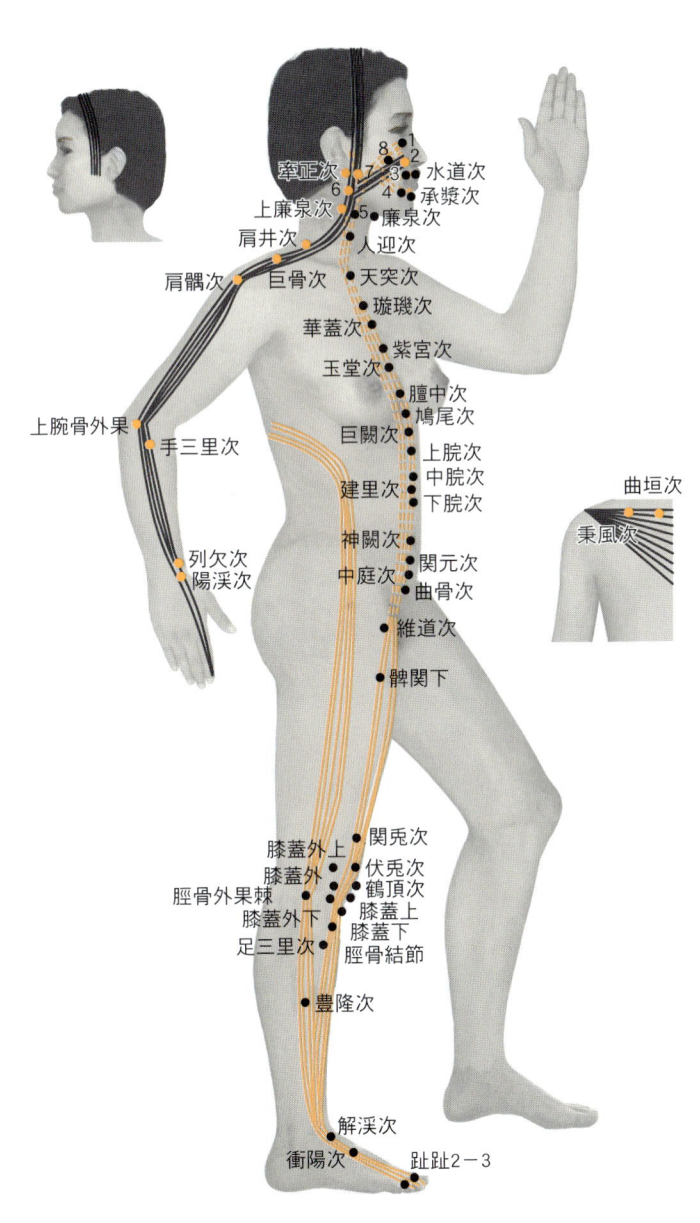

牽正次
上廉泉次　承漿次
肩井次　廉泉次
　　　　人迎次
肩髃次　巨骨次　天突次
　　　　　　璇璣次
　　　　　華蓋次
　　　　　　紫宮次
　　　　　玉堂次
　　　　　　膻中次
上腕骨外果　　巨闕次　鳩尾次
　　手三里次　　　　上脘次
　　　　　　建里次　中脘次
　　　　　　　　　　下脘次
　　　　　　神闕次
列欠次　　　中庭次　関元次
陽渓次　　　　　　曲骨次
　　　　　　　　　維道次
　　　　　　　　　髀関下

曲垣次
秉風次

　　　　　　　　関兎次
　　膝蓋外上　伏兎次
　　膝蓋外　　鶴頂次
脛骨外果棘　　膝蓋上
　　膝蓋外下　膝蓋下
　　足三里次　脛骨結節
　　　　　　豊隆次

　　　　　解渓次
　　　衝陽次　趾趾2-3

―― 足の陽明経筋
―― 手の陽明経筋

足の陽明経筋の順行

足の陽明の筋は，中の三指に起こり，跗上（足背）に結ぶ。邪め外に上って輔骨〔腓骨頭〕に加わり，上って膝の外廉に結ぶ。直に上って髀枢〔股関節〕に結びつき，上って脇を循り脊椎に属す。其の直なる者は上って骭〔脛〕を循り膝に結ぶ。其の枝なる者は外輔骨に結び，少陽に合す。其の直なる者は上って伏兎を循り上って髀に結び，陰器に聚まる。腹を上って布き，欠盆に至って結ぶ。頸を上り，上って口を挟み，顴骨に合し，下って鼻に結び，上って太陽に合す。太陽は目の上網と為り，陽明は目の下網と為る。其の枝なる者は頰より耳の前に結ぶ。
（『霊枢』経筋篇）

手の陽明経筋の順行

手の陽明の筋は，大指の次の指〔示指〕の端に起こる。腕に結び，上って臂〔前腕〕を循り，上って肘の外に結び，臑を上って髃〔肩髃〕に結ぶ。其の枝なる者は肩甲骨を繞い，脊椎を挟む。直なる者は肩髃より頸に上る。其の枝なる者は頰に上り顴骨に結ぶ。直なる者は上って手太陽の前に出て左の角に上り，頭に絡し右の頷に下る。（『霊枢』経筋篇）

足の少陽経筋　足の太陰経筋

足の少陽経筋の順行

足の少陽の筋は小指の次の指〔第4趾〕より起こり、上って外果に結び、上って脛の外廉を循り、膝の外廉に結ぶ。其の枝の者は別れて外輔骨に起こり、上って髀に走る。前の者は伏兎の上に結び、後の者は尻に結ぶ。其の直なる者は上って眇〔脇腹〕と季脇に乗る。上って腋の前廉を走り、膺乳〔大胸筋〕につながり、欠盆に結ぶ。直なる者は上って腋に出で、欠盆を貫き、太陽の前に出で、耳の後を循り、額の角に上り巓上で交わり、下って頷に走り、上って頄〔顴骨〕に結ぶ。枝なる者は目眥に結び、外維と為る。

（『霊枢』経筋篇）

足の太陰経筋の順行

足の太陰の筋は大指〔第1趾〕の端の内側に起こり、上って内果に結ぶ。其の直なる者は膝の内輔骨に絡う。上って陰股を循り、髀に結び陰器に聚る。腹を上って臍に結び、腹裏に循って、肋に結び、胸中に散ず。其の内なる者は脊椎に著く。

（『霊枢』経筋篇）

目窓次　正営次
率谷次　承霊次
完骨次　風池次
天牖次
天鼎次
気舎次　欠盆次

気戸次
天渓次
食竇次
期門次　日月次
腹哀次　章門次
京門次
腰宜次　腰眼次
健胯次
髀枢上
府舎次　髀枢内　中空次
髀関次　髀枢
上風市
風市次
五枢次
箕門次
陰陵上

成骨次　成腓間
腓骨小頭　陵後次
陽陵次　陵下次

光明次

公孫上　商丘次
大都次　公孫次
下丘墟
趾趾4

―― 足の少陽経筋
―― 足の太陰経筋

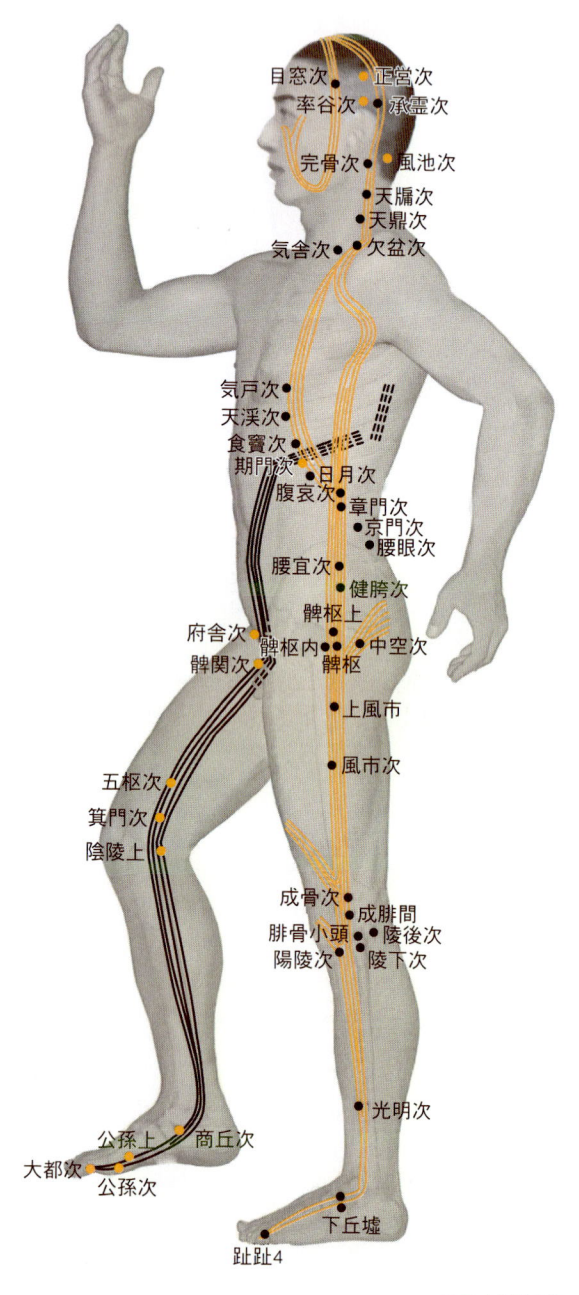

手の太陽経筋　足の太陽経筋

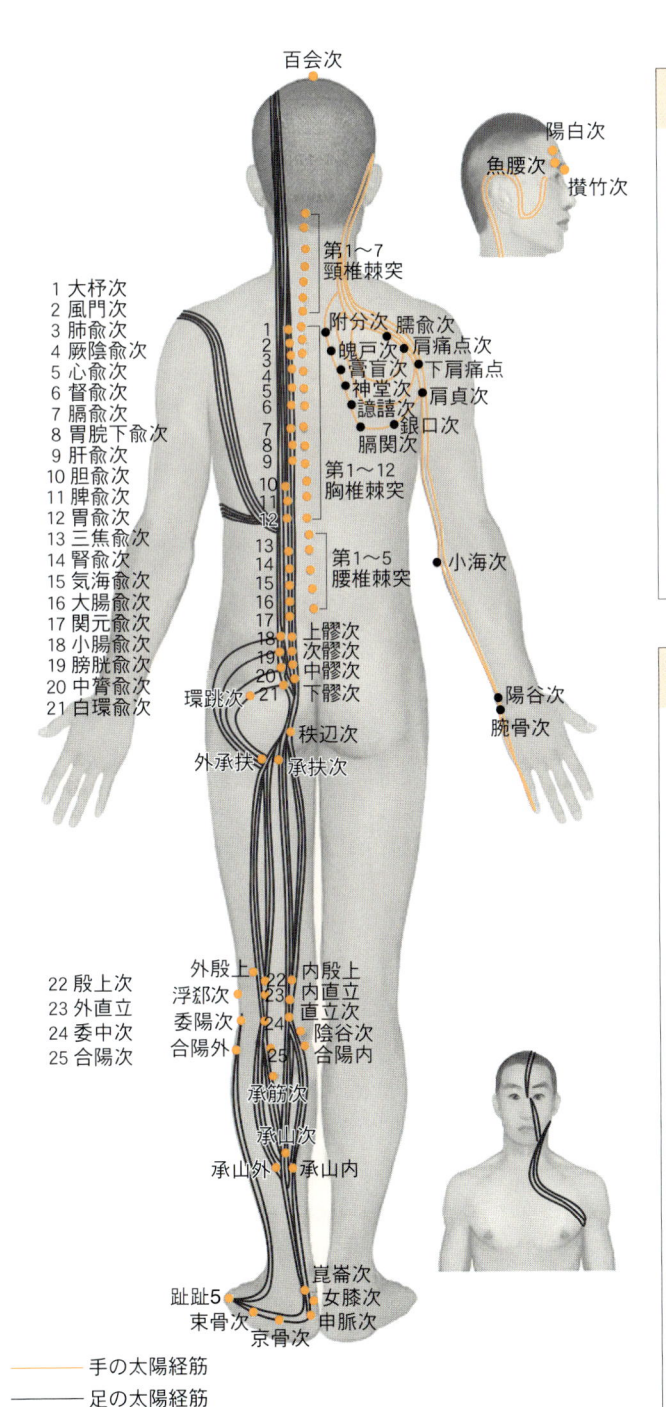

手の太陽経筋の順行

手の太陽の筋は小指の端に起こり，腕に結び，上って臂の内廉を循り，肘の内廉の鋭骨の後に結ぶ。之を弾けば小指の上に応ず。入りて腋の下に結ぶ。其の枝の者は後に腋の後廉に走り，上って肩甲を繞い，頸に循って出て太陽の前に走り，耳の後の完骨に結ぶ。其の枝の者は耳の中に入る。直なる者は耳の上に出，下って頷（かん）に結び上って目の外眥に属す。

（『霊枢』経筋篇）

足の太陽経筋の順行

足の太陽の筋は足の小指より起こる。上って果（なな）に結び，邪めに上って膝に結ぶ。其の下の者は外果を循り踵に結び，上って跟に循り，膕〔膝裏（かく）〕に結ぶ。其の別れる者は踹〔下腿（せん）〕の外に結ぶ。膕の中の内廉を上る。膕中からのものと一緒に並んで上り臀に結ぶ。上って脊椎を挟み項に上る。其の枝なる者は別れて入りて舌の本に結ぶ。其の直なる者は枕骨に結び，頭に上り顔を下り鼻に結ぶ。其の枝なる者は目の上網と為り下って頄〔顴骨〕に結ぶ。其の枝なる者は腋の後の外廉より肩髃に結ぶ。其の枝なる者は腋の下に入り，上って欠盆に出で上って完骨に結ぶ。其の枝なる者は欠盆を出で邪（なな）めに上って頄に出づ。

（『霊枢』経筋篇）

---

1 大杼次
2 風門次
3 肺兪次
4 厥陰兪次
5 心兪次
6 督兪次
7 膈兪次
8 胃脘下兪次
9 肝兪次
10 胆兪次
11 脾兪次
12 胃兪次
13 三焦兪次
14 腎兪次
15 気海兪次
16 大腸兪次
17 関元兪次
18 小腸兪次
19 膀胱兪次
20 中膂兪次
21 白環兪次

22 殷上次
23 外直立
24 委中次
25 合陽次

百会次
陽白次
魚腰次
攢竹次
第1〜7 頸椎棘突
附分次　臑兪次
魄戸次　肩痛点次
膏肓次　下肩痛点
神堂次　肩貞次
譩譆次　臑口次
膈関次
第1〜12 胸椎棘突
第1〜5 腰椎棘突
上髎次
次髎次
中髎次
下髎次
環跳次　秩辺次
小海次
陽谷次
腕骨次
外殷扶　承扶次
外殷上　内殷上
浮郄次　内直立
委陽次　直立次
合陽外　陰谷次
　　　　合陽内
承筋次
承山次
承山外　承山内
趾趾5　崑崙次
　　　　女膝次
束骨次　申脈次
京骨次

―― 手の太陽経筋
―― 足の太陽経筋

手の厥陰経筋　足の厥陰経筋

手の厥陰経筋の順行

手の厥陰の筋は中指に起こる。太陰の筋と並んで行く。肘の内廉に結び，臂陰を上って，腋の下に結ぶ。下って散じて前後より脇を挟む。其の枝の者は腋に入り胸中に散じ，賁に結ぶ。

（『霊枢』経筋篇）

足の厥陰経筋の順行

足の厥陰の筋は大指の上に起こり，上って内果の前に結び，脛に循って，上って内輔の下に結び，上って陰股に循り，陰器に結び，諸筋に絡す。

（『霊枢』経筋篇）

- 挙肩次
- 屋翳次
- 膺窓次
- 肱中次
- 乳根次
- 曲沢次
- 沢下次
- 臂中次
- 大陵次
- 掌指2-4
- 地五里次
- 陰包次
- 血海次
- 髎髎次
- 髎膝間
- 膝関次
- 中封次
- 趾趾1

― 手の厥陰経筋
― 足の厥陰経筋

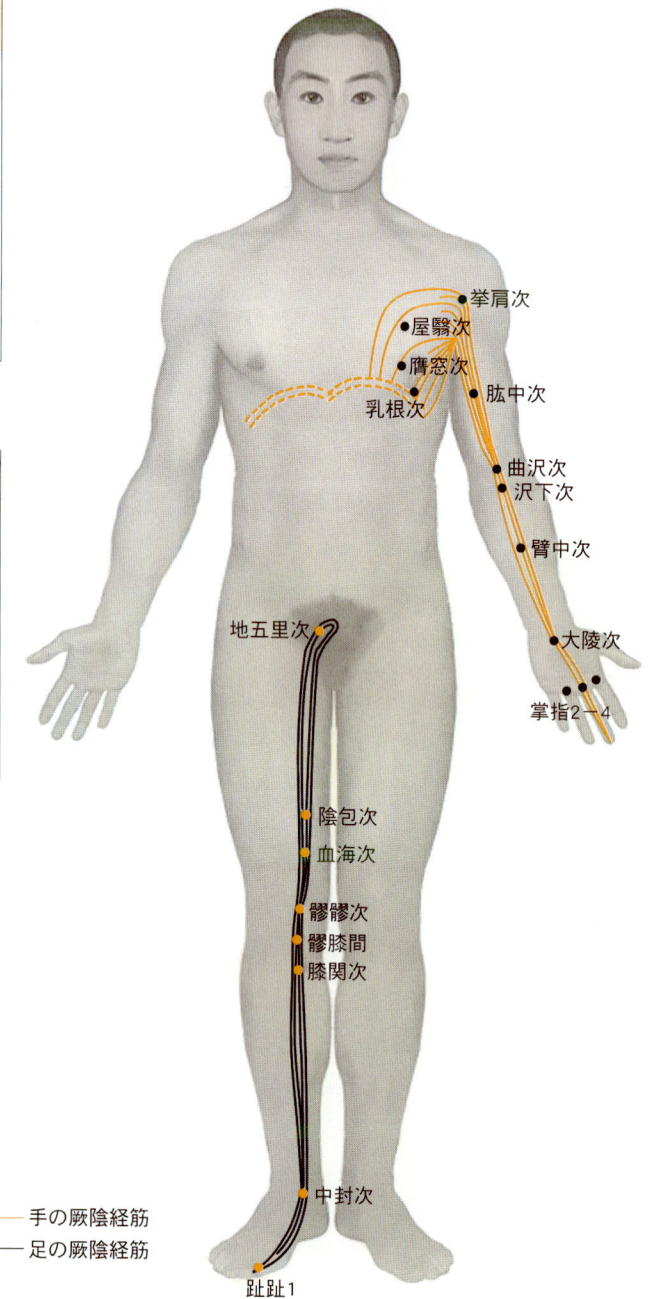

足の太陽経筋

◇趾趾5

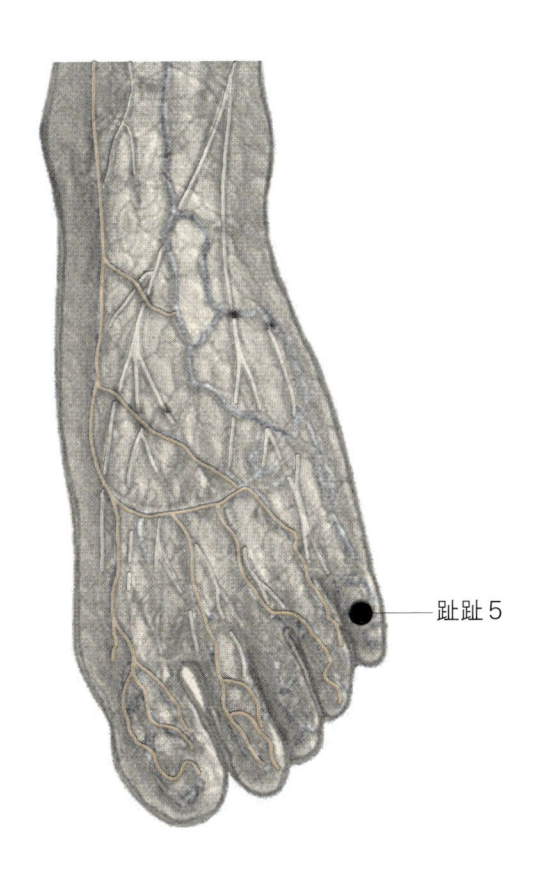

趾趾5 ―

趾趾5

位　　置：足小指の背側面にあり，指骨間関節の伸筋面にあたる。
局所解剖：皮膚―皮下組織―（皮下滑膜包）―足小指伸筋の腱―足指筋間の関節靱帯―足指筋間の関節包。
　　　　　外側足背皮神経が分布。
主　　治：足小指の痛み，足外側縁の痛み，外果の痛み，下腿外側・後側の痛み。
注意事項：（1）結筋点は皮下滑膜包にある。
　　　　　（2）恢刺法を行う際は，足小指伸筋の腱の方向に沿って前方向，あるいは後方向に行針する。
　　　　　（3）刺針の際，関節腔内に深刺してはならない。

◇束骨次

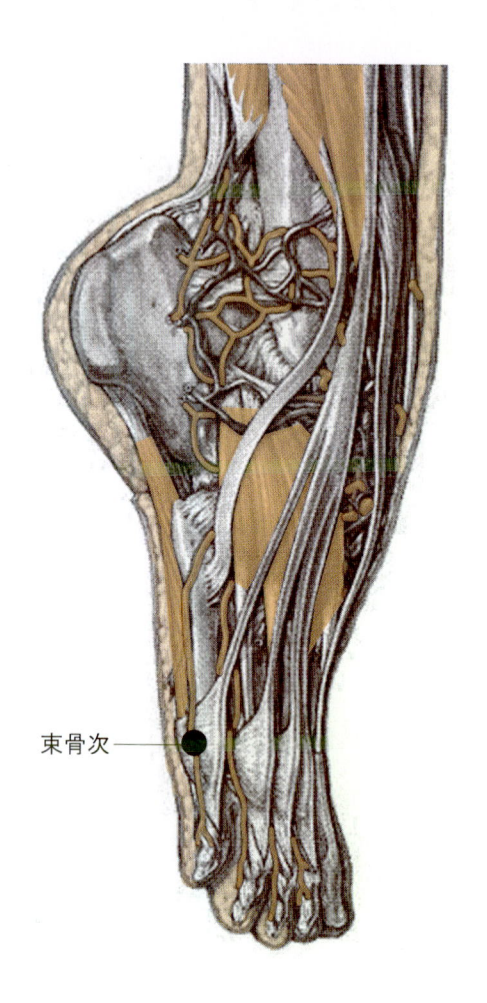

束骨次

位　　置：足の外側面にあり，第5中足指節の関節の側面部にあたる。
局所解剖：皮膚―皮下組織―小指外転筋の腱・第3腓骨筋の腱―第5中足指節の関節靱帯―第5中足指節の関節包。
　　　　　外側足背皮神経が分布。
主　　治：足小指の痛み，足外側縁の痛み，足外果の痛み。
注意事項：（1）結筋点は足指間の関節靱帯と小指外転筋の腱層にある。
　　　　　（2）恢刺法を行う際は，小指外転筋の方向に沿って前方向，あるいは後ろ方向に行針する。
　　　　　（3）各種針法を行う際は関節腔内に深刺してはならない。

◇京骨次

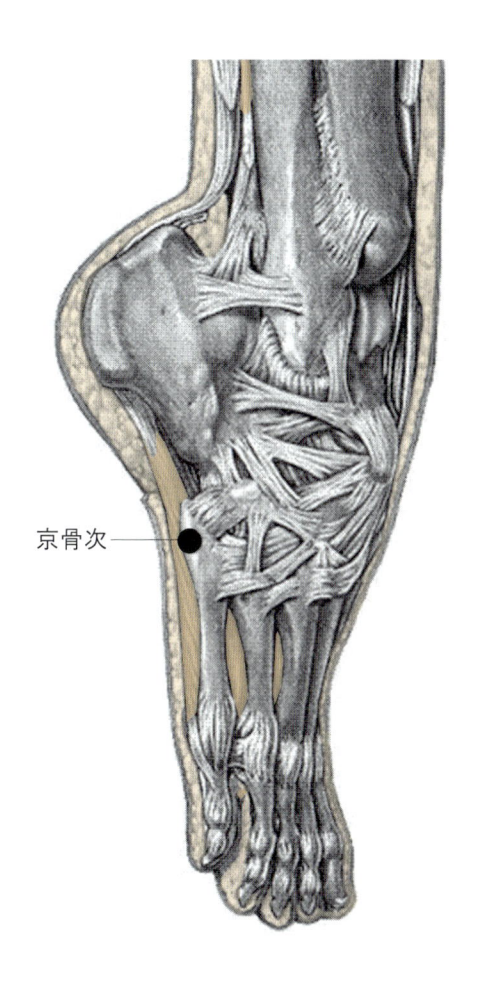

京骨次―●

京骨次

位　　置：足外側にあり，第5中足骨底にある。
局所解剖：皮膚—皮下組織—足小指外転筋の腱・第3腓骨筋の腱・短腓骨筋の腱—足根中足靱帯・外側果副靱帯。
　　　　　外側足背皮神経が分布。
主　　治：足外側縁の痛み，外果の痛み，下腿外側・後側の痛み，膝外側の痛み，足底中心の痛み。
注意事項：（1）結筋点は第5中足骨底の諸筋の腱付着部にある。
　　　　　（2）恢刺法を行う際は，短腓骨筋と小指外転筋の筋線維の方向に沿って前方向，あるいは後ろ方向に行針する。外果副靱帯を損傷した際は，後上方に向けて行針する。

◇申脈次・崑崙次

申脈次

位　　置：足外側で，外果の下にあり，外果尖と踵骨結節をつないだ線上3分の1の交点の部位にあたる。
局所解剖：皮膚―皮下組織―上・下腓骨筋支帯―長・短腓骨筋の総腱鞘―長・短腓骨筋の腱―踵腓靱帯。
　　　　　外側足背皮神経が分布。
主　　治：外果の痛み，足外側の痛み，下腿外側の痛み，膝痛。
注意事項：（1）結筋点は長腓骨筋の腱鞘，あるいは短腓骨筋の腱鞘層にある。
　　　　　（2）恢刺法を行う際は，長・短腓骨筋の腱鞘の方向に沿って前下方に行針する。
　　　　　（3）火針法を行う際は，筋腱に刺してはならない。

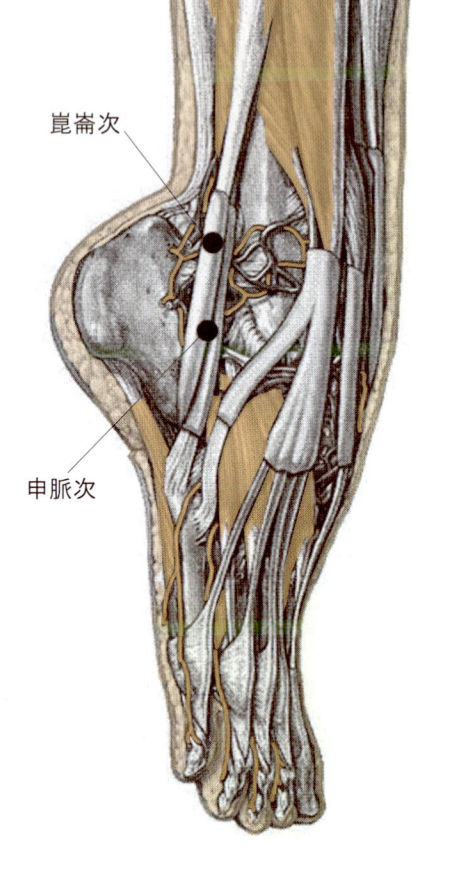

崑崙次

位　　置：外果部のアキレス腱前にあり，長腓骨筋・短腓骨筋の腱鞘部にあたる。
局所解剖：皮膚―皮下組織―長腓骨筋の腱鞘・短腓骨筋の腱鞘―長腓骨筋の腱・短腓骨筋の腱。
　　　　　腓腹神経が分布。アキレス腱近くの脛骨面深層には脛骨神経や動脈・静脈が通っている。
主　　治：足果の痛み，足外側の痛み，下腿外側の痛み，足背の痺痛，膝関節の痛み，腰痛。
注意事項：（1）結筋点は長・短腓骨筋の腱鞘層にある。
　　　　　（2）恢刺法を行う際は，長・短腓骨筋の腱鞘と筋腱方向に沿って，上方向，あるいは下方向に行針する。
　　　　　（3）各種針法を行う際は筋腱に刺してはならない。深層の脛動脈・脛静脈・脛骨神経の損傷を防止するため深刺してはならない。

◇女膝次・泉生足次

女膝次

位　　置：足踵後部にあり，踵骨結節部にあたる。
局所解剖：皮膚─皮下組織─皮下滑液包─アキレス腱
　　　　　止点。
　　　　　腓腹神経の踵骨枝が分布。
主　　治：足果の痛み，足踵の痛み，下腿後部の痛み，
　　　　　膝窩部の痛み，腰痛。
注意事項：（1）浅層の結筋点は踵骨結節部の皮下滑液
　　　　　　　　包にあり，深層の結筋点はアキレス腱
　　　　　　　　起止部にある。
　　　　　（2）恢刺法を行う際は，アキレス腱の線維
　　　　　　　　の方向に沿って上方向に行針する。
　　　　　（3）各種針法でもアキレス腱中に刺しては
　　　　　　　　ならない。
　　　　　（4）皮下滑膜包の摩擦や損傷を起こさない
　　　　　　　　ようにするため，きつい靴を履いては
　　　　　　　　ならない。

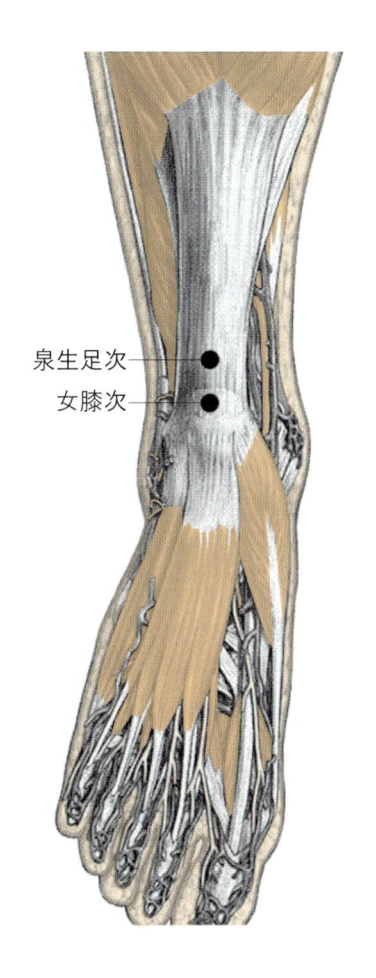

泉生足次

位　　置：足踵後部にあり，アキレス腱止点の前方にあ
　　　　　たる。
局所解剖：皮膚─皮下組織─アキレス腱─アキレス腱下の滑液包─脛骨・距骨。
　　　　　腓腹神経の踵骨枝が分布しており，アキレス腱深面には脛動脈・静脈と脛骨神経が通っ
　　　　　ている。
主　　治：足踵の痛み，足果の痛み，下腿後面の痛み，膝窩部の痛み，膝関節の痛み，腰痛。
注意事項：（1）結筋点はアキレス腱深面の腱下の滑液包にある。
　　　　　（2）恢刺法を行う際は，アキレス腱両端から刺針し，アキレス腱の線維の方向に沿っ
　　　　　　　　て上方向，あるいは下方向に行針する。行針幅は小さくして，アキレス腱深面に
　　　　　　　　通っている脛動脈・脛静脈・脛骨神経を損傷しないよう注意する。
　　　　　（3）どのような針法であってもアキレス腱を損傷しないよう注意して刺針しなくて
　　　　　　　　はならない。

◇承山次・承山内・承山外・承筋次

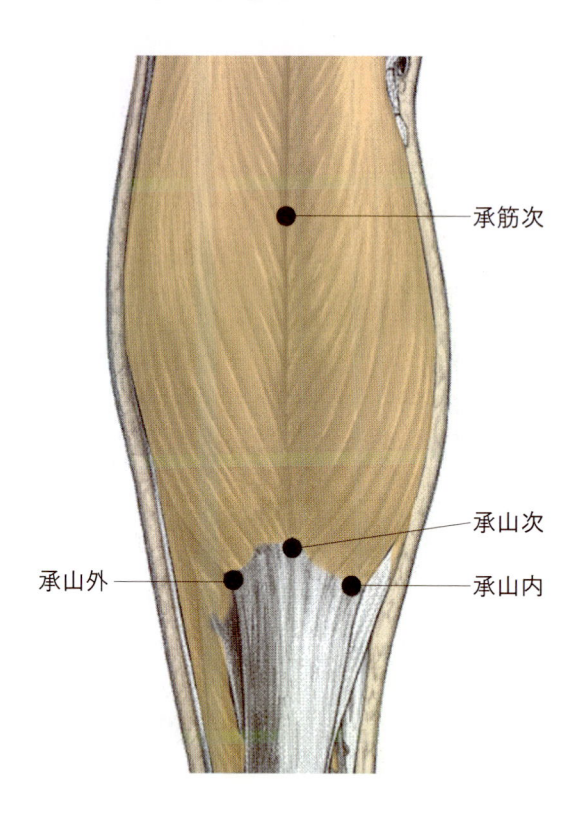

承筋次

承山次

承山外　　　承山内

承山次

位　　置：下腿後面にあり，下腿三頭筋の筋束とアキレス腱の接続部にあたる。
局所解剖：皮膚—皮下組織—下腿筋膜—腓腹筋・ヒラメ筋・アキレス腱。
　　　　　脛骨神経の筋枝が分布しており，深層には脛骨神経・脛動脈・脛静脈がある。
主　　治：下腿部の痛み，足踵の痛み，膝窩部の痛み，膝関節の痛み，腰痛，下腿部の無力感。
注意事項：（1）結筋点の多くは下腿筋膜層，あるいは腓腹筋・ヒラメ筋・アキレス腱の接続部
　　　　　　　に分布する。
　　　　　（2）脛骨神経と血管を損傷しないようヒラメ筋深面を越えて刺針してはならない。
　　　　　（3）恢刺法を行う際は，腓腹筋とヒラメ筋の筋線維方向に沿って上方向に行針する。

承山内

位　　置：下腿後面にあり，腓腹筋内側の筋腹とアキレス腱の接続部にあたる。
局所解剖：皮膚—皮下組織—下腿筋膜—腓腹筋・アキレス腱。
　　　　　その下はヒラメ筋・下腿・膝窩管下口であり，脛骨神経の筋枝が分布している。
主　　治：下腿後面内側の痛み，伸膝時の痛み，足首関節の痛み，足踵の痛み。
注意事項：（1）結筋点の多くは下腿の筋膜層，腓腹筋の筋線維とアキレス腱の接続部にある。

　　　　　（2）恢刺法を行う際は，腓腹筋の筋線維の方向に沿って上方向に行針する。
備　　考：足の太陽と三陰経筋の交会。

承山外

位　　置：下腿後面にあり，腓腹筋外側の筋腹とアキレス腱の接続部にあたる。
局所解剖：皮膚―皮下組織―下腿筋膜―腓腹筋―ヒラメ筋―長指屈筋―筋腓骨下管。
　　　　　脛骨神経の筋枝が分布しており，その下は腓骨である。
主　　治：下腿後面外側の痛み，伸膝時の痛み，腰痛，足首関節の痛み，足踵の痛み。
注意事項：承山内と同じ。
備　　考：足の太陽と少陽経筋の交会。

承筋次

位　　置：下腿後面にあり，腓腹筋の筋腹中央にある凹陥部にあたる。
局所解剖：皮膚―皮下組織―下腿筋膜―腓腹筋内側頭・外側頭の接続部。
　　　　　腓腹神経が分布しており，その下にヒラメ筋―脛骨神経，脛動脈・静脈。
主　　治：下腿後面の痛み，膝関節の痛み，足首関節の痛み，足踵の痛み，下腿部の無力感。
注意事項：（1）結筋点の多くは，下腿の筋膜層，腓腹筋の筋腹接続部にある。
　　　　　（2）どのような針法においても脛骨神経と血管を損傷しないようヒラメ筋を越えて刺針してはならない。
　　　　　（3）恢刺法を行う際は，腓腹筋の筋線維方向に沿って上方向，あるいは下方向に行針する。

◇合陽次・合陽内・合陽外

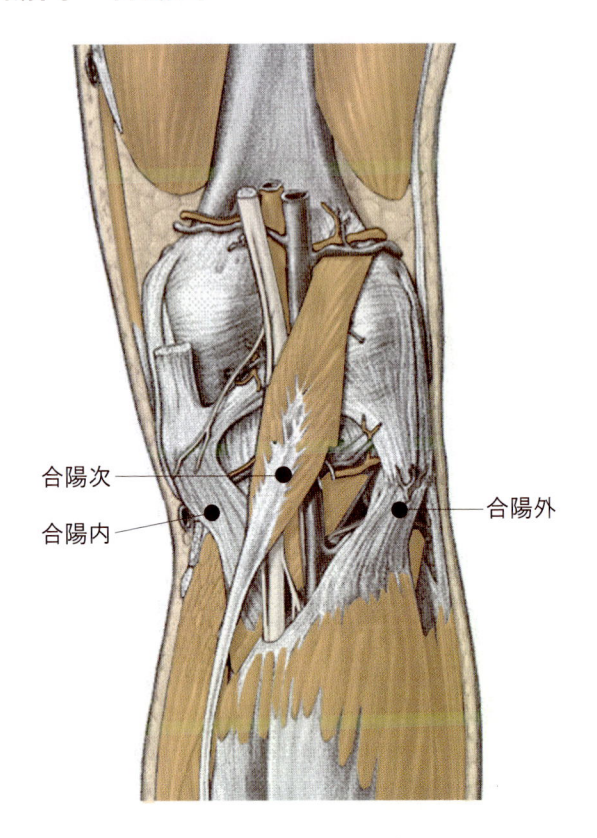

合陽次

位　　置：下腿後面にあり，膝窩部下縁の中点の下，腓骨頭下縁の水平部にあたる。
局所解剖：皮膚―皮下組織―下腿筋膜―腓腹筋内側頭・外側頭の接続部―膝窩筋・膝窩筋滑液包―
　　　　　ヒラメ筋内側頭・外側頭接続部の腱弓―下腿の膝窩管―脛骨後筋―脛骨。
　　　　　後大腿皮神経と内側腓腹皮神経が分布。深層には脛骨神経，脛動脈・静脈がある。
主　　治：膝関節の痛み，下腿の短縮感，下腿後面の痛み，下腿および足指のしびれ・灼熱痛・
　　　　　涼感・違和感・無力感，発汗異常，皮膚の乾燥・あかぎれ，腰痛。
注意事項：（1）浅層の結筋点は下腿筋膜層にある。深層の結筋点は腓腹筋内側頭・外側頭の接
　　　　　　　続部，あるいはヒラメ筋の腱弓部（膝窩管）にある。
　　　　　（2）深層には脛骨神経・脛動脈・脛静脈があるため，それらを損傷しないよう深刺
　　　　　　　してはならない。
　　　　　（3）恢刺法を行う際は，脛骨神経の走行方向に沿って，上方向あるいは下方向に行
　　　　　　　針して，脛骨神経・脛動脈・脛静脈を損傷しないようにする。

合陽内

位　　置：下腿後面にあり，合陽次の内側上方，膝窩部の下縁にあたる。

局所解剖：皮膚─皮下組織─下腿筋膜─半腱様筋と固有滑液包─腓腹筋内側頭─ヒラメ筋内側頭。
　　　　　内側腓腹皮神経が分布。
主　　治：膝関節の痛み，下腿部の痛み，足首関節の痛み，下腿部の無力感，大腿後面の痛み，
　　　　　股関節の痛み，腰痛。
注意事項：（1）浅層の結筋点は下腿筋膜層にあり，深層の結筋点は半膜様筋滑液包・腓腹筋内
　　　　　　　　側筋腹・ヒラメ筋内側頭の起点部にある。
　　　　　（2）恢刺法を行う際は，腓腹筋の筋線維方向に沿って内上方向に行針する。
備　　考：足の太陽と少陰経筋の交会。

合陽外

位　　置：下腿後面にあり，膝窩部下縁，腓骨小頭の内側にあたる。
局所解剖：皮膚─皮下組織─下腿筋膜─腓腹筋外側頭─膝窩筋およびその固有滑液包─ヒラメ筋
　　　　　外側頭の起点部。
　　　　　外側腓腹皮神経が分布。腓骨側には総腓骨神経が通っている。
主　　治：膝関節の痛み，下腿後面外側の痛み，下腿の無力感，足首関節の痛み，足下垂，足背
　　　　　と足指の違和感。
注意事項：（1）浅層の結筋点は下腿筋膜層にあり，深層の結筋点は腓腹筋の下層，膝窩筋滑液
　　　　　　　　包あるいはヒラメ筋外側頭の起点部にある。
　　　　　（2）恢刺法を行う際は，腓腹筋の筋線維方向に沿って外上方向に行針する。総腓骨
　　　　　　　　神経を損傷しないよう，腓骨頭の後面外側には行針しない。
備　　考：足の太陽と少陽経筋の交会。

◇委中次・委陽次・陰谷次

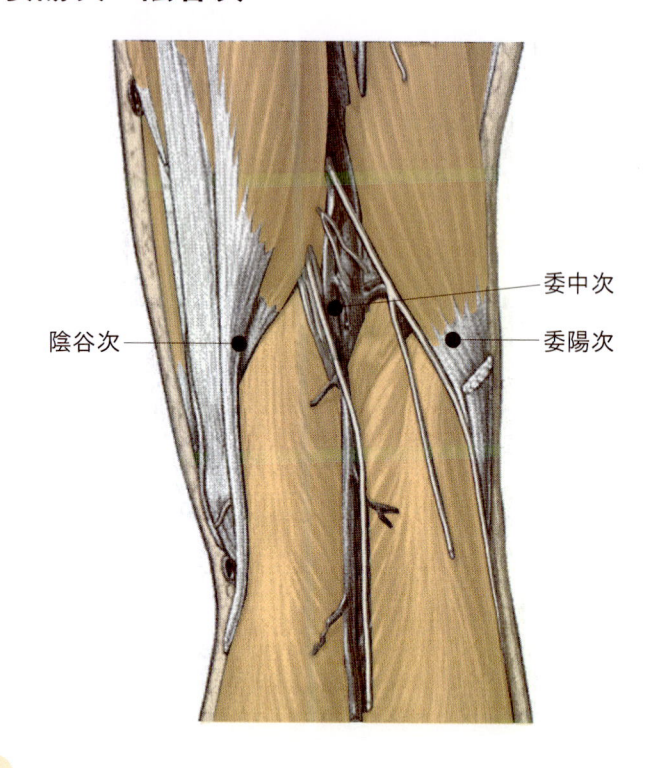

委中次

位　　置：膝窩横紋の中央。
局所解剖：皮膚—皮下組織—膝窩筋膜。
　　　　　その下は膝窩動脈・膝窩静脈・脛骨神経があり、最深層は膝関節の関節包である。後大腿皮神経が分布。
主　　治：膝関節の痛み、下腿部の痛み、下腿部の無力感、下腿および足指の違和感、下肢の麻痺、腓腹筋の痙攣、腰痛。
注意事項：（1）結筋点は膝窩筋膜層にある。
　　　　　（2）恢刺法を行う際は、脛骨神経と血管方向に沿って、上方向あるいは下方向に行針する。脛骨神経と血管を損傷しないよう、深刺してはならない。
　　　　　（3）どのような針法を行っても関節腔に深刺してはならない。

委陽次

位　　置：膝窩横紋の外側端にあり、大腿二頭筋の内側縁にあたる。
局所解剖：皮膚—皮下組織—膝窩筋膜—腓腹筋外側頭—腓腹筋の腱下の滑液包および包内子骨—大腿骨外果。
　　　　　外側大腿皮神経が分布。
主　　治：膝関節の痛み、下腿の短縮感、下腿筋の痙攣、下腿の無力感、足下垂、下腿と足指の

異常感，殿部後面の痛み，腰仙部の痛み。
注意事項：（1）結筋点は膝窩筋膜層，あるいは腓腹筋外側頭の起点部および滑液包部にある。
　　　　　（2）筋結点の内側は総腓骨神経が通っており，恢刺法を行う際は，神経を損傷しないよう内上方向または外下方向に沿って行針する。触電感が現れた場合は，針を引きあげ方向を変え，刺針操作を改めて調整する。
備　　考：足の太陽と少陽経筋の交会。

陰谷次

位　　置：膝窩横紋の内側端にあり，半膜様筋と半腱様筋の腱間にあたる。
局所解剖：皮膚—皮下組織—膝窩筋膜—半膜様筋と半腱様筋の腱および腱鞘—腓腹筋の内側頭および滑液包。
　　　　　後大腿皮神経が分布。
主　　治：膝関節の痛み，伸膝時の痛み，下腿部の痛み，下腿部の無力感，腰痛，陰部の痛み。
注意事項：（1）結筋点は膝窩筋膜層，あるいは半腱様筋と半膜様筋の腱間の滑液包と腱鞘層，あるいは腓腹筋の起点部および腱下の滑液包にある。
　　　　　（2）恢刺法を行う際は，筋腱を損傷しないよう半腱様筋と半膜様筋の腱の方向に沿って上方向，あるいは下方向に行針する。
備　　考：足の太陽と少陰経筋の交会。

◇浮郄次

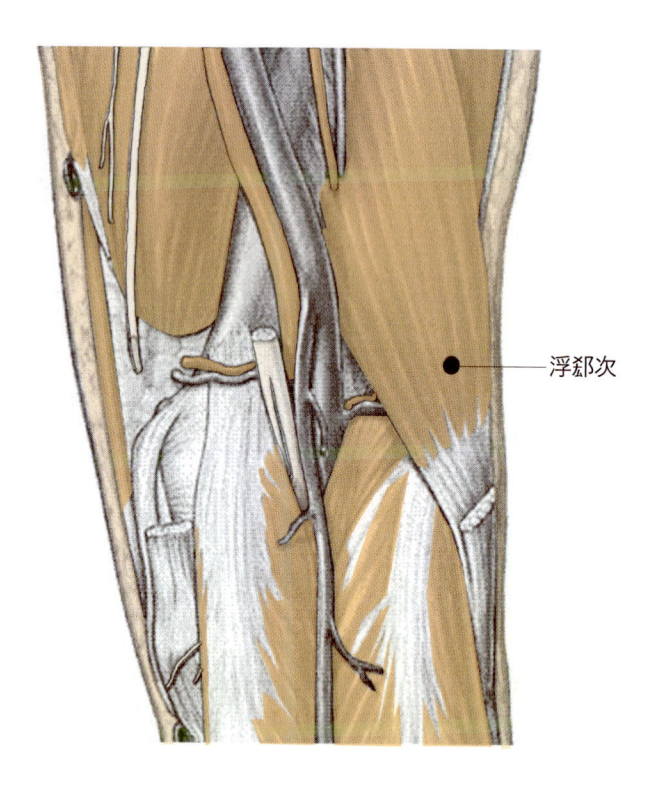

浮郄次

位　　置：膝窩部にあり，大腿骨外果後面上部，足底筋の起始部にあたる。
局所解剖：皮膚―皮下組織―大腿二頭筋の腱と足底筋およびその滑液包。
主　　治：膝関節の痛み，膝の屈伸時の痛み，下腿部の痛み，下腿部の無力感，下腿部の違和感，殿部後面の痛み，腰痛。
注意事項：（1）結筋点は膝窩筋膜層，あるいは腓腹筋外側頭の起点部および滑液包部にある。
　　　　　（2）結筋点の内側は総腓骨神経が通っており，恢刺法を行う際は，神経を損傷しないよう内側上方向，外側下方向に沿って行針する。触電感が現れた場合は，針を引きあげ方向を変え，刺針操作を改めて調整する。
備　　考：足の太陽と少陽経筋の交会。

◇直立次・内直立・外直立

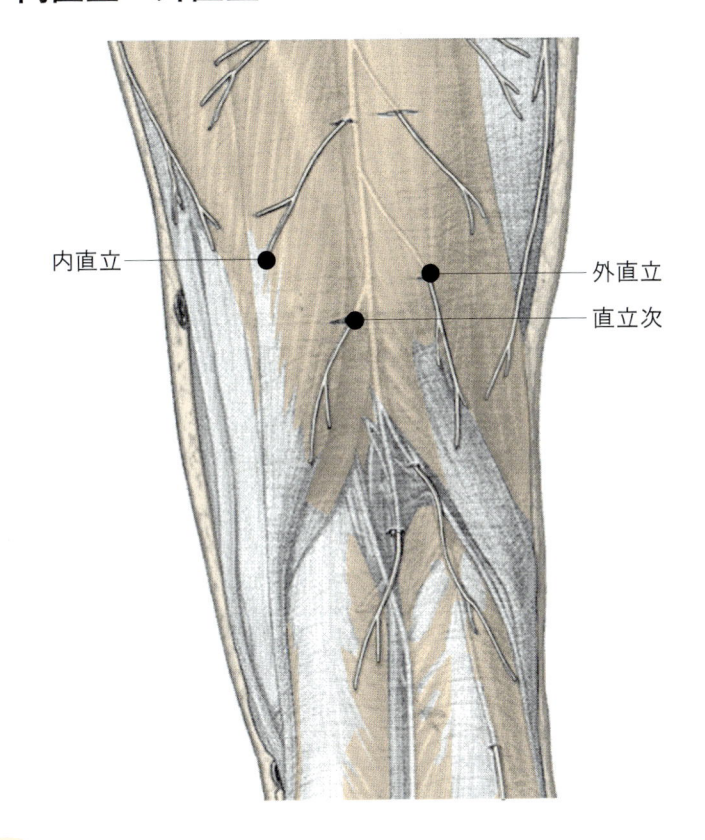

直立次

位　　置：大腿後面にあり，後正中線上，半腱様筋の第3/4区上方にあたる。
局所解剖：皮膚─皮下組織─大腿筋膜─半腱様筋の神経入筋点─半腱様筋。
　　　　　後大腿皮神経が分布。深層には坐骨神経・大腿動脈・大腿静脈がある。
主　　治：大腿後面の痛み，膝関節の痛み，殿部後面の痛み，腰痛，下肢の麻痺，下肢の無力感。
注意事項：（1）結筋点は大腿筋膜層，あるいは半腱様筋の神経入筋点にある。
　　　　　（2）深部には大腿動脈・大腿静脈・坐骨神経があるため深刺してはならない。恢刺法を行う際は，筋線維方向に沿って上方向，あるいは下方向に行針する。

内直立

位　　置：大腿後面の内側にあり，半膜様筋の第3/4区にあたる。
局所解剖：皮膚─皮下組織─大腿筋膜─半膜様筋の神経入筋点─半膜様筋。
　　　　　後大腿皮神経が分布。
主　　治：大腿後面の痛み，膝関節の痛み，殿部後面の痛み，腰痛，下肢の麻痺，下肢の無力感。
注意事項：（1）結筋点は大腿筋膜層，あるいは半膜様筋の神経入筋点にある。

（2）恢刺法を行う際は，半膜様筋の筋線維方向に沿って上方向，あるいは下方向に行針する。

外直立

位　　置：大腿後面の外側にあり，大腿二頭筋の第3/4区上方にあたる。
局所解剖：皮膚―皮下組織―大腿筋膜―大腿二頭筋の神経入筋点―大腿二頭筋。
　　　　　後大腿皮神経が分布。
主　　治：大腿後面の痛み，膝関節の痛み，殿部後面の痛み，下肢の麻痺，下肢の無力感，腰痛。
注意事項：（1）結筋点は大腿筋膜層，あるいは大腿二頭筋の神経入筋点にある。
　　　　　（2）恢刺法を行う際は，大腿二頭筋の筋線維方向に沿って上方向，あるいは下方向に行針する。

◇殷上次・内殷上・外殷上

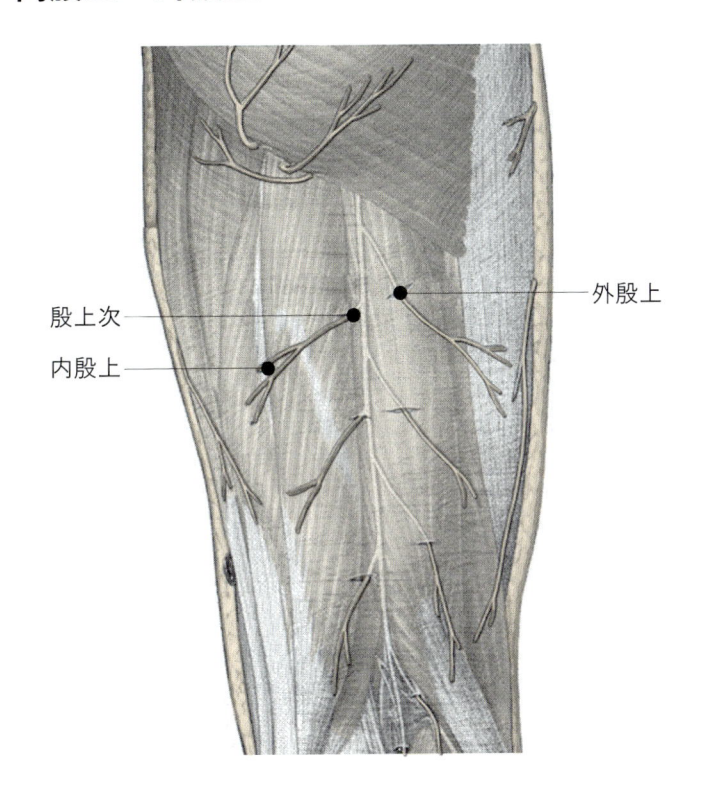

殷上次

位　　置：大腿後面にあり，後正中線上，半腱様筋の第1/4区にあたる。
局所解剖：皮膚―皮下組織―大腿筋膜―半腱様筋の神経入筋点―半腱様筋。
　　　　　後大腿皮神経が分布。深層には坐骨神経・大腿動脈・大腿静脈がある。
主　　治：大腿後面の痛み，殿部後面の痛み，腰痛，下肢の麻痺，下肢の無力感，膝関節の痛み。
注意事項：（1）結筋点は大腿筋膜層，あるいは半腱様筋の神経入筋点にある。
　　　　　（2）深層には坐骨神経・大腿動脈・大腿静脈があるため深刺してはならない。
　　　　　（3）恢刺法を行う際は，半腱様筋の筋線維方向に沿って上方向，あるいは下方向に行針する。

内殷上

位　　置：大腿後面にあり，大腿内側の半腱様筋の第2/4区上方にあたる。
局所解剖：皮膚―皮下組織―大腿筋膜―半腱様筋の神経入筋点―半腱様筋。
　　　　　後大腿皮神経が分布。
主　　治：大腿後面の痛み，殿部後面の痛み，腰痛，下肢の麻痺，下肢の無力感。
注意事項：（1）結筋点は大腿筋膜層，あるいは半腱様筋の神経入筋点にある。
　　　　　（2）恢刺法を行う際は，半腱様筋の筋線維方向に沿って上方向，あるいは下方向に

行針する。

外殷上

位　　置：大腿後面にあり，大腿外側の大腿二頭筋の第2/4区下方にあたる。
局所解剖：皮膚―皮下組織―大腿筋膜―大腿二頭筋の神経入筋点―大腿二頭筋。
　　　　　後大腿皮神経が分布。
主　　治：大腿後面の痛み，殿部後面の痛み，腰痛，膝関節の痛み，下肢の麻痺，下肢の無力感。
注意事項：（1）結筋点は大腿筋膜層，あるいは大腿二頭筋の神経入筋点にある。
　　　　　（2）恢刺法を行う際は，大腿二頭筋の筋線維方向に沿って上方向，あるいは下方向に行針する。

◇承扶次

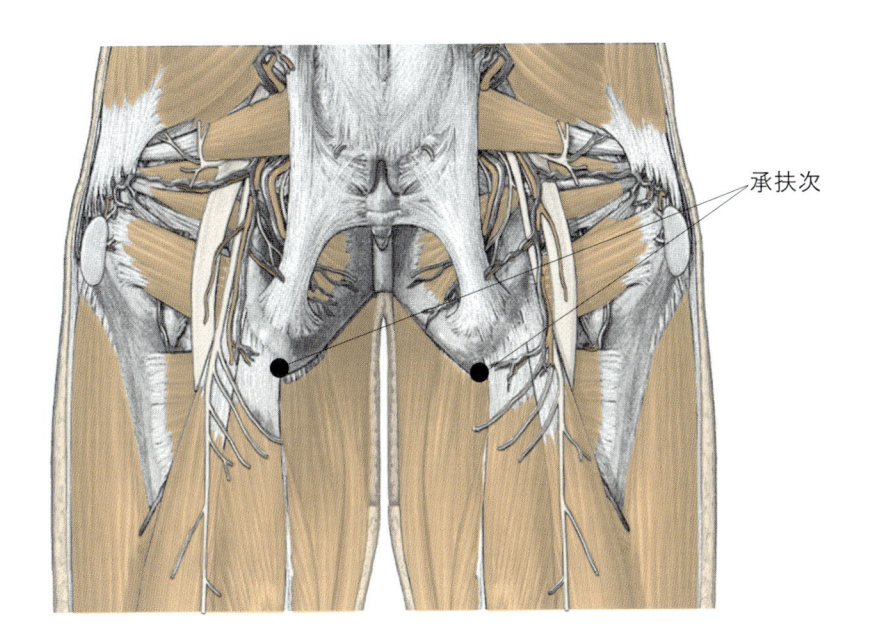

承扶次

位　　置：殿部後面にあり，殿溝の中点の内側上方，坐骨結節部にあたる。
局所解剖：皮膚—皮下組織—皮下脂肪層—大殿筋および滑液包—半膜様筋・半腱様筋・大腿二頭筋長頭・大腿方形筋—坐骨滑液包—坐骨結節。
　　　　　下殿皮神経が分布。
主　　治：殿部後面の痛み，腰痛，大腿後面の痛み，膝関節の痛み，下肢の麻痺，下肢の無力感。
注意事項：（1）仰向けになり寛位を屈め，大殿筋の内側縁を外に移行させ，十分に結筋点を露出させる。
　　　　　（2）浅層の結筋点は皮下滑液包にある。中層の結筋点は大殿筋および滑液包・半膜様筋・大腿二頭筋長頭の腱下の滑液包にある。深層の結筋点は坐骨結節腱の起始部にある。
　　　　　（3）恢刺法を行う際は，大殿筋の筋線維方向に沿って上方向，あるいは下方向に行針する。
備　　考：足の太陽と厥陰経筋の交会。

◇外承扶

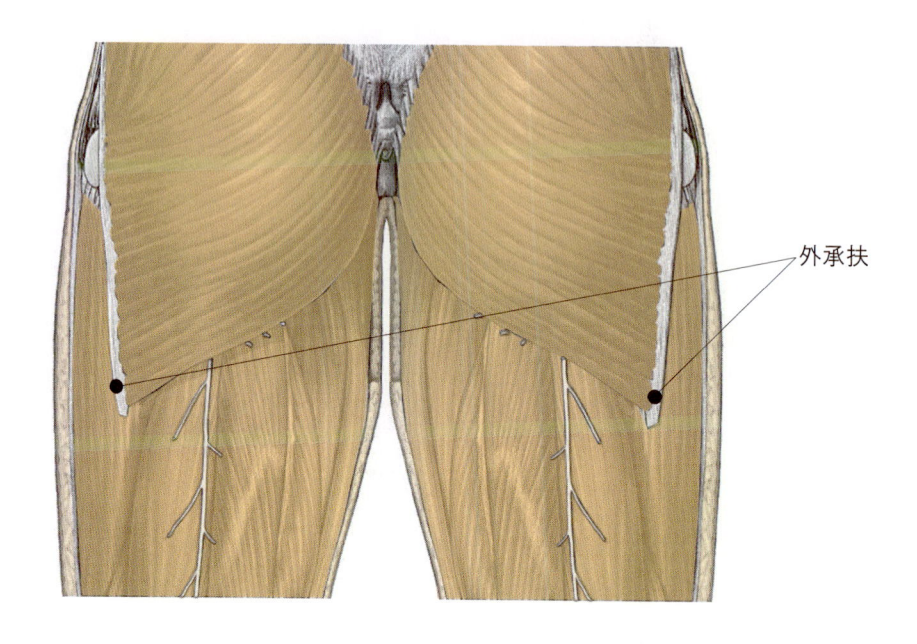

外承扶

位　　置：殿部後面にあり，大転子の後面下部，大殿筋線上にあたる。
局所解剖：皮膚―皮下組織―殿筋膜―大殿筋・大殿筋の腱下包・大腿方形筋―大腿骨殿筋線。
　　　　　外側大腿皮神経が分布。
主　　治：腰痛，殿部の痛み，腰から下肢外側に方散する痛み，下肢の麻痺，下肢の無力感。
注意事項：（1）浅層の結筋点は殿筋膜層，深層の結筋点は大殿筋の腱の止点と滑液包部にある。
　　　　　（2）恢刺法を行う際は，大殿筋の筋線維方向に沿って内側上方向，あるいは外側下方向に行針する。
備　　考：足の太陽と少陽経筋の交会。

◇環跳次・秩辺次

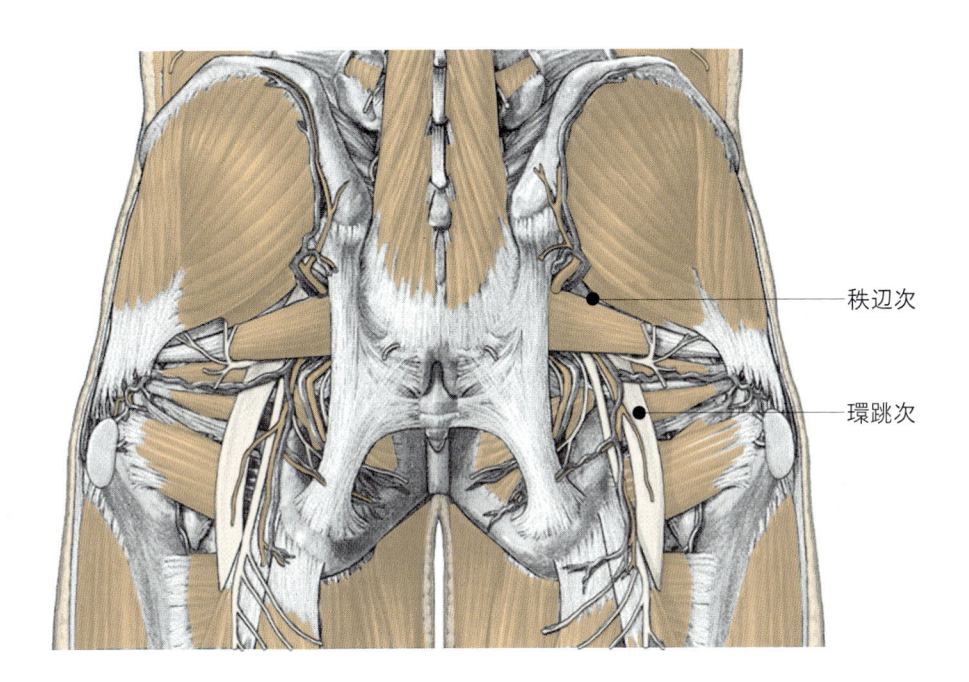

環跳次

位　　置：殿部にあり，大転子最高点と腸骨後上棘を結んだ中点から垂直な線を降ろし，この線と大転子最高点と腸骨後上棘と尾骨尖を結んだ中点の線上にある。

局所解剖：皮膚―皮下組織―殿筋膜―大殿筋―梨状筋およびその下孔―坐骨神経・下殿神経および下殿動脈・下殿静脈。
上殿皮神経が分布。

主　　治：殿部後面の痛み，腰腿部の痛み，下肢の麻痺，下肢の無力感，膝関節の腫痛，足首関節の腫痛。

注意事項：（1）浅層の結筋点は殿筋膜層に，深層の結筋点は大殿筋下，梨状筋下孔にある。
（2）浅層の結筋点に恢刺法を行う際は，大殿筋の筋線維方向に沿って内側上方向，あるいは外側下方向に行針する。
（3）深層の結筋点に恢刺法を行う際は，坐骨神経に沿って下方向に行針する。もし触電したような針感が現れたら，刺針の方向を少し調整して，再度行針操作を行う。
（4）恢刺法を行う際は，針先が鋭利過ぎてはならない。触電感（坐骨神経に刺した場合など）が現れた場合は，神経の損傷を避けるためどのような操作も行ってはならない。

備　　考：足の太陽と少陽経筋の交会。

秩辺次

位　　置：殿部にあり，大腿骨の大転子最高点と腸骨後上棘を結んだ線の中上部3分の1の交点の外側，梨状筋上孔にあたる。

局所解剖：皮膚—皮下組織—大殿筋—梨状筋上孔—上殿神経および上殿動脈・上殿静脈。上殿皮神経が分布。

主　　治：殿部の痛み，腰仙部の痛み，腰腿部の痛み，下肢の麻痺，下肢の無力感，膝関節の痛み，足首関節の痛み，寛骨外転時の痛み。

注意事項：（1）浅層の結筋点は殿筋膜層にあり，深層の結筋点は大殿筋下，梨状筋上孔にある。
（2）恢刺法を行う際は，大殿筋の筋線維方向に沿って内側上方向，あるいは外側下方向に行針する。

備　　考：足の太陽と少陽経筋の交会。

◇志室次・盲門次・中焦兪次

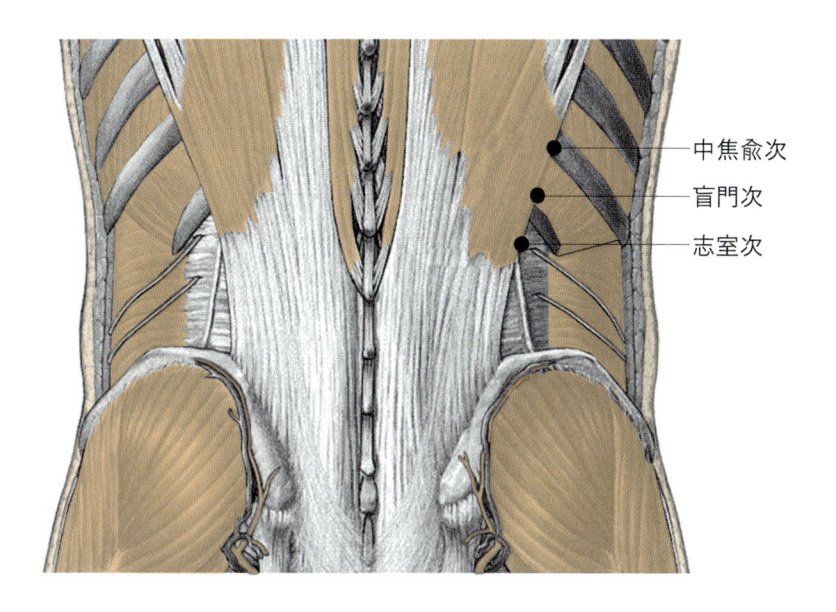

志室次

位　　置：腰部にあり，脊柱起立筋の外縁，第2腰椎棘突起と水平方向に開いた部位にあたる。
局所解剖：皮膚―皮下組織―胸腰筋膜―脊柱起立筋の腱膜・内腹斜筋の腱膜・外腹斜筋の腱膜・腹横筋の腱膜。
　　　　　第1・第2腰椎脊髄神経後枝が分布。深部は腎臓・腹腔である。
主　　治：腰痛，腹痛。
注意事項：（1）浅層の結筋点は胸腰筋膜層にあり，深層の結筋点は脊柱起立筋・外腹斜筋・内腹斜筋・腹横筋の腱膜の接続部にある。
　　　　　（2）恢刺法を行う際は，脊柱起立筋の筋線維方向に沿って，上方向あるいは下方向に行針する。腎臓の損傷や腹腔に誤って刺さないよう深刺はしない。
備　　考：足の太陽・少陽・陽明・少陰経筋の交会。

盲門次

位　　置：腰部にあり，脊柱起立筋の外縁，第1腰椎棘突起と水平方向に開いた部位にあたる。
局所解剖：皮膚―皮下組織―胸腰筋膜―脊柱起立筋の腱膜・外腹斜筋の腱膜・内腹斜筋の腱膜・腹横筋の腱膜。
　　　　　第12胸椎・第1腰椎の脊髄神経後枝が分布。深部は腎臓・腹腔である。
主　　治：腰痛，脇肋部の痛み，腹痛。
注意事項：（1）浅層の結筋点は胸腰筋膜層にあり，深層の結筋点は脊柱起立筋の外縁部にある。
　　　　　（2）恢刺法を行う際は，脊柱起立筋の筋線維方向に沿って，上方向あるいは下方向に行針する。

　　　　　　　（3）どのような針法でも腎臓や腹腔に誤って刺さないよう深刺してはならない。
備　　考：足の太陽・少陽・陽明・少陰経筋の交会。

中焦兪次

位　　置：腰部にあり，第12肋骨下縁の中点にあたる。
局所解剖：皮膚―皮下組織―胸腰筋膜―脊柱起立筋・腰方形筋―第12肋骨。
　　　　　腰神経の後枝が分布。深層は腹腔で，腎臓と正対している。
主　　治：腰痛，腰腿部の痛み，腰腹部の痛み，胸悶，胸脇部の痛み。
注意事項：（1）結筋点は皮下脂肪層，腰背筋膜の固有の神経孔部，脊柱起立筋の各層，第12肋
　　　　　　　骨縁を起点とした腰方形筋部に分布している。
　　　　　（2）恢刺法を行う際は，筋束方向に沿って上方向，あるいは下方向に行針する。
　　　　　（3）深層は腹腔で，腎臓と正対しているため深刺してはならない。
備　　考：足の太陽・少陽・陽明・少陰経筋の交会。

◇第1〜5腰椎横突

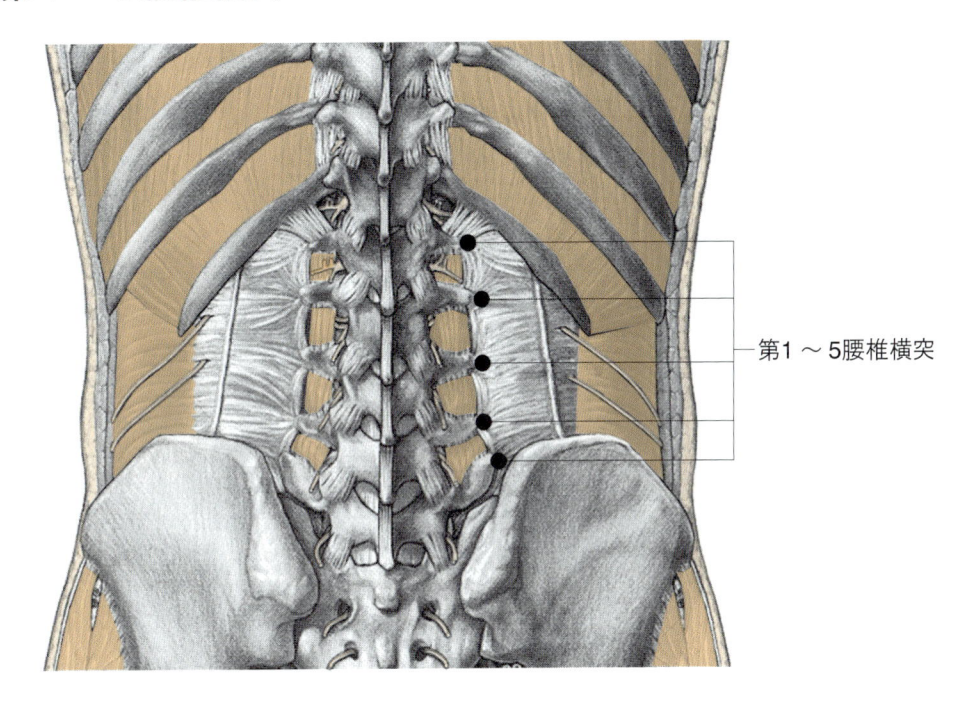

第1〜5腰椎横突

第1〜5腰椎横突

位　　置：腰部にあり，第1〜5腰椎の横突起尖端にあたる。
局所解剖：皮膚―皮下組織―胸腰筋膜―脊柱起立筋・腰方形筋―腰椎横突起―大腰筋―腹腔。
　　　　　腰神経の後枝が分布。深層は腹腔で，腎臓・輸尿管・腸管がある。
主　　治：腰痛，腰腹部の痛み，痛みが大腿前部の内側に放散する腰痛，頻尿，尿意急迫，月経不順，生殖機能障害，消化機能異常。
注意事項：（1）結筋点は皮下脂肪層，脊柱起立筋の各筋層，脊柱起立筋と腰方形筋の腰椎横突面，大腰筋の腰椎横突起部に分布している。
　　　　　（2）恢刺法を行う際は，結筋点の所在層に応じて筋線維走行方向に沿って行針する。
　　　　　（3）毫針法を行う際は，脊柱側に向けて横突下まで深刺し，腰神経叢に接触したときは放電感を下肢まで伝わせると，腰腿部の痛み・下肢の冷痛に効果がある。しかし深度を把握し，腹腔に刺入してはならない。特に第1〜3腰椎横突起の深層には腎臓があるため，損傷しないよう深刺してはならない。
備　　考：足の太陽・少陽・少陰・太陰・陽明経筋の交会。

◇白環兪次・中膂兪次・膀胱兪次・小腸兪次

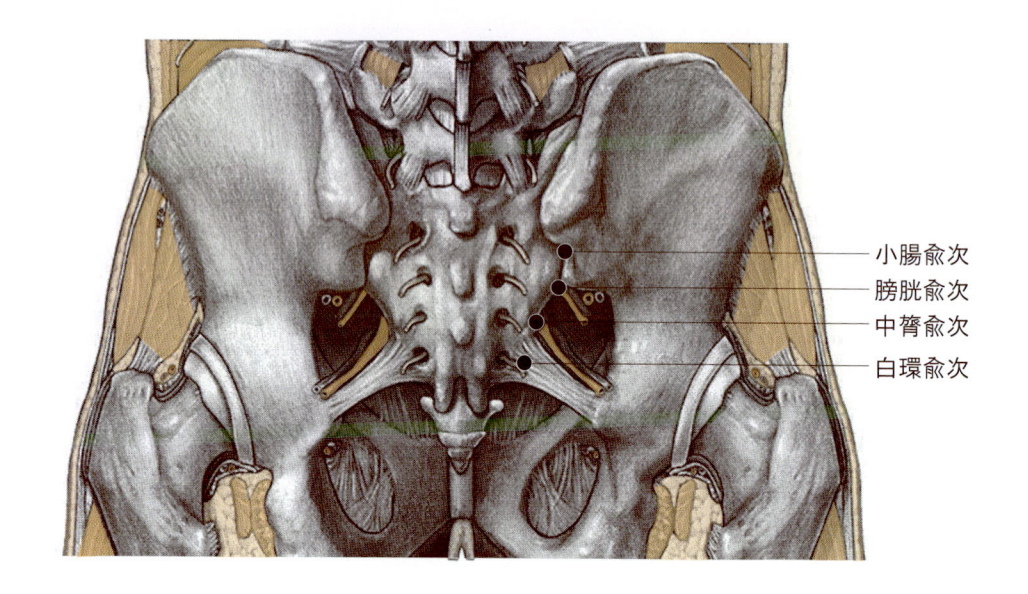

白環兪次

位　　　置：殿部にあり，仙骨尖から水平方向に移動した仙骨の外側縁にあたる。
局所解剖：皮膚─皮下組織─殿筋膜─大殿筋─仙結節靱帯─滑液包。
　　　　　中殿皮神経が分布。
主　　　治：腰仙部の痛み，下肢に放散痛の走る腰痛，殿部後面および大腿後面の麻痺。
注意事項：（1）結筋点は大殿筋の起点および仙結節靱帯下の滑液包にある。
　　　　　（2）恢刺法を行う際は，大殿筋の筋線維方向に沿って内方向あるいは外側下方向に行針する。
備　　　考：足の太陽と少陽経筋の交会。

中膂兪次

位　　　置：仙骨部にあり，仙腸関節下側の仙骨下縁にあたる。
局所解剖：皮膚─皮下組織─殿筋膜─大殿筋─背側仙腸靱帯。
　　　　　中殿皮神経が分布。
主　　　治：腰仙部の痛み，下肢に放散痛の走る腰痛，殿部の知覚障害。
注意事項：（1）結筋点は仙骨外縁，大殿筋の起点部にある。
　　　　　（2）恢刺法を行う際は，大殿筋の筋線維方向に沿って内方向あるいは外側下方向に行針する。
備　　　考：足の太陽と少陽経筋の交会。

膀胱兪次

位　　置：仙骨部にあり，仙腸関節面中部下縁にあたる。
局所解剖：皮膚―皮下組織―殿筋膜―大殿筋―背側仙腸靱帯。
　　　　　中殿皮神経・仙骨神経の後枝が分布。
主　　治：腰殿部の痛み，下肢に放散痛の走る腰痛，殿部・大腿部の知覚障害。
注意事項：（1）結筋点は仙骨外縁，皮下脂肪層あるいは大殿筋の起点部にある。
　　　　　（2）恢刺法を行う際は，大殿筋の筋線維方向に沿って内方向あるいは外側下方向に行針する。
備　　考：足の太陽と少陽経筋の交会。

小腸兪次

位　　置：仙骨部にあり，仙腸関節の背側面上部にあたる。
局所解剖：皮膚―皮下組織―殿筋膜・腰背筋膜―大殿筋―背側仙腸靱帯。
　　　　　中殿皮神経・上殿皮神経―仙骨神経の後枝が分布。
主　　治：腰殿部の痛み，下肢に放散痛の走る腰殿部の痛み，腰殿部および大腿部の知覚障害。
注意事項：（1）浅層の結筋点は胸腰筋膜と殿筋膜の交錯する部位，あるいは皮下脂肪層にあり，深層の結筋点は大殿筋の起始部にある。
　　　　　（2）恢刺法を行う際は，浅層の結筋点では胸腰筋膜方向に沿って上方向あるいは下方向に行針する。深層の結筋点では大殿筋の筋線維方向に沿って内方向，あるいは外側下方向に行針する。
備　　考：足の太陽と少陽経筋の交会。

◇関元兪次・大腸兪次・気海兪次・腎兪次・三焦兪次

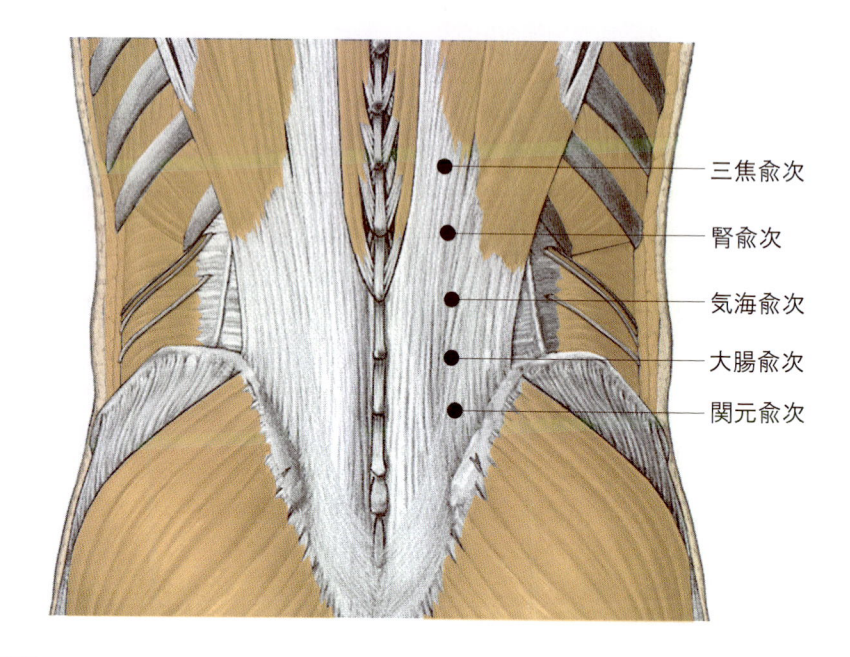

　　　　　　　　　　　　　　　　　　　― 三焦兪次
　　　　　　　　　　　　　　　　　　　― 腎兪次
　　　　　　　　　　　　　　　　　　　― 気海兪次
　　　　　　　　　　　　　　　　　　　― 大腸兪次
　　　　　　　　　　　　　　　　　　　― 関元兪次

関元兪次

位　　置：腰部にあり，腸骨稜の内側面，第5腰椎横突起に平行した部位にあたる。
局所解剖：皮膚―皮下組織―胸腰筋膜・第5固有神経孔―脊柱起立筋―腸腰靱帯。
　　　　　第5腰椎神経と第1仙骨神経後枝が分布。深層には腰神経叢がある。
主　　治：腰痛，腰仙部の痛み，下肢の冷痛，下肢の無力感，腹痛。
注意事項：（1）浅層の結筋点は胸腰筋膜あるいは皮下脂肪層にある。深層の結筋点は腸骨稜の
　　　　　　　内側縁，仙腰靱帯の外側面にある。
　　　　　（2）恢刺法を行う際は，浅層では胸腰筋膜の方向に沿って上下に行針する。深層で
　　　　　　　は腸腰靱帯の方向に沿って内方向に行針する。
備　　考：足の太陽・少陽・陽明・少陰経筋の交会。

大腸兪次

位　　置：腰仙部にあり，第4腰椎棘突起下の外側，脊柱起立筋の隆起部にあたる。
局所解剖：皮膚―皮下組織―胸腰筋膜―広背筋筋膜―脊柱起立筋―下後鋸筋・多裂筋・回旋筋。
　　　　　第4～5腰椎の脊髄神経の後皮枝および筋枝が分布。深部は腰椎横突と腹腔である。
主　　治：腰痛，腰仙部の痛み，殿部・大腿部に向けて放散する痛みがある腰痛，腹痛。
注意事項：（1）浅層の結筋点は皮下脂肪層あるいは胸腰筋膜層の固有の神経孔にある。深層の
　　　　　　　結筋点は脊柱起立筋・下後鋸筋の各層にある。
　　　　　（2）恢刺法を行う際は，脊柱起立筋の筋線維方向に沿って上方向あるいは下方向に
　　　　　　　行針する。

備　　考：足の太陽・少陽・陽明・少陰経筋の交会。

気海兪次

位　　置：腰仙部にあり，第3腰椎棘突起下の外側，脊柱起立筋の隆起部にあたる。
局所解剖：皮膚―皮下組織―胸腰筋膜―広背筋筋膜―脊柱起立筋・下後鋸筋・多裂筋・回旋筋。
　　　　　第3・4腰椎の脊髄神経の後皮枝および筋枝が分布。深部は腰椎横突と腹腔である。
主　　治：腰痛，腰殿部の痛み，腹痛。
注意事項：（1）浅層の結筋点は皮下脂肪層・胸腰筋膜層および固有の神経孔にある。深層の結筋点は広背筋および脊柱起立筋・下後鋸筋の各層にある。
　　　　　（2）恢刺法を行う際は，脊柱起立筋の筋線維方向に沿って上方向あるいは下方向に行針する。
備　　考：足の太陽・少陽・陽明・少陰経筋の交会。

腎兪次

位　　置：腰部にあり，第2腰椎棘突起下の外側，脊柱起立筋隆起部にあたる。
局所解剖：皮膚―皮下組織―胸腰筋膜―広背筋筋膜―脊柱起立筋・下後鋸筋・多裂筋・回旋筋。
　　　　　第2・3腰椎の脊髄神経の後皮枝および筋枝が分布。深部は腰椎横突と腹腔である。
主　　治：腰腿部の痛み，腹痛。
注意事項：気海兪次と同じ。
備　　考：気海兪次と同じ。

三焦兪次

位　　置：腰部にあり，第1腰椎棘突起下の外側，脊柱起立筋の隆起部にあたる。
局所解剖：皮膚―皮下組織―胸腰筋膜―広背筋筋膜―脊柱起立筋・多裂筋・回旋筋。
　　　　　第12胸椎・第1腰椎の脊髄神経の後皮枝および筋枝が分布。深部は腰椎横突と腹腔である。
主　　治：腰背部の痛み，胸痛，脇肋部の痛み，腹痛。
注意事項：気海兪次と同じ。
備　　考：気海兪次と同じ。

◇胃兪次・脾兪次・胆兪次・肝兪次・胃脘下兪次・膈兪次・
督兪次・心兪次・厥陰兪次・肺兪次・風門次・大杼次

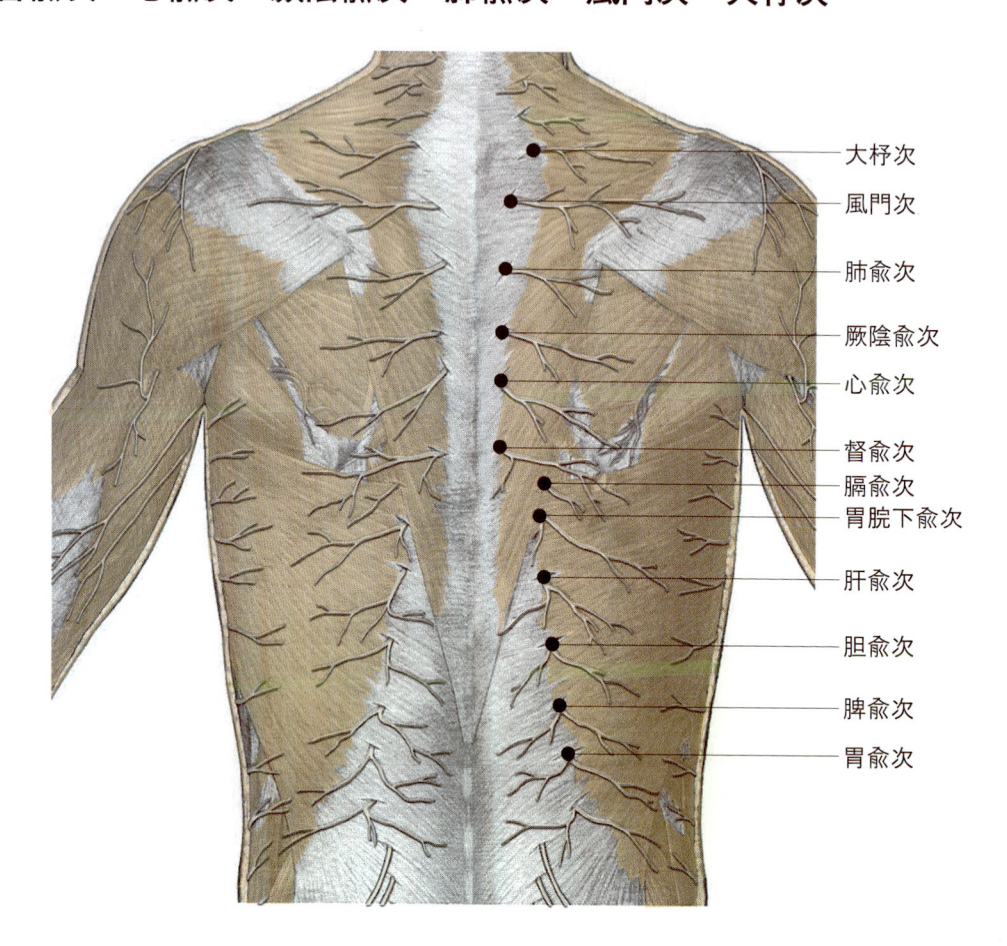

　　　　　　　　　　　　　　　　　　　　　　　　　大杼次
　　　　　　　　　　　　　　　　　　　　　　　　　風門次
　　　　　　　　　　　　　　　　　　　　　　　　　肺兪次
　　　　　　　　　　　　　　　　　　　　　　　　　厥陰兪次
　　　　　　　　　　　　　　　　　　　　　　　　　心兪次
　　　　　　　　　　　　　　　　　　　　　　　　　督兪次
　　　　　　　　　　　　　　　　　　　　　　　　　膈兪次
　　　　　　　　　　　　　　　　　　　　　　　　　胃脘下兪次
　　　　　　　　　　　　　　　　　　　　　　　　　肝兪次
　　　　　　　　　　　　　　　　　　　　　　　　　胆兪次
　　　　　　　　　　　　　　　　　　　　　　　　　脾兪次
　　　　　　　　　　　　　　　　　　　　　　　　　胃兪次

胃兪次

位　　置：背部にあり，第12胸椎棘突起下の外側，脊柱起立筋隆起部にあたる。
局所解剖：皮膚―皮下組織―胸腰筋膜―広背筋筋膜―脊柱起立筋・多裂筋・回旋筋。
　　　　　第12胸椎・第1腰椎脊髄神経の後皮枝および筋枝が分布。深部は腰椎横突と腹腔である。
主　　治：腰背部の痛み，胸痛，脇肋部の痛み，腹痛。
注意事項：気海兪次と同じ。
備　　考：気海兪次と同じ。

脾兪次

位　　置：背部にあり，第11胸椎棘突起下の外側，脊柱起立筋隆起部にあたる。
局所解剖：皮膚―皮下組織―胸腰筋膜―僧帽筋の腱膜・広背筋の腱膜―脊柱起立筋。

胸椎横突および第12肋骨。第11・12胸椎の脊髄神経の後皮枝および筋枝が分布。深部は腹腔である。
主　　治：胸背部の痛み，脇肋部の痛み，腰痛，腹痛。
注意事項：（1）浅層の結筋点は皮下脂肪層・胸腰筋膜層および固有の神経孔にある。深層の結筋点は広背筋・僧帽筋・脊柱起立筋の各層にある。
　　　　　（2）恢刺法を行う際は，脊柱起立筋の筋線維方向に沿って上方向あるいは下方向に行針する。
備　　考：足の太陽・少陽・陽明・少陰経筋の交会。

胆兪次

位　　置：背部にあり，第10胸椎棘突起下の外側，脊柱起立筋の隆起部にあたる。
局所解剖：皮膚—皮下組織—胸腰筋膜—僧帽筋の腱膜・広背筋の腱膜—脊柱起立筋。
　　　　　第10・11胸椎の脊髄神経の後皮枝および筋枝が分布。深部は胸椎横突および第10肋骨・胸腔である。
主　　治：胸背部の痛み，胸脇部の痛み，腹痛。
注意事項：（1）浅層の結筋点は皮下脂肪層・胸腰筋膜層および固有の神経孔にある。深層の結筋点は僧帽筋および脊柱起立筋の各層にある。
　　　　　（2）恢刺法を行う際は，脊柱起立筋の筋線維方向に沿って上方向あるいは下方向に行針する。
備　　考：足の太陽・少陽・少陰経筋の交会。

肝兪次

位　　置：背部にあり，第9胸椎棘突起下の外側，脊柱起立筋の隆起部にあたる。
局所解剖：皮膚—皮下組織—胸腰筋膜—僧帽筋の腱膜—脊柱起立筋—第9肋骨。
　　　　　第8・9胸椎の脊髄神経の後皮枝および筋枝が分布。深部は胸腔である。
主　　治：胸背部の痛み，胸脇部の痛み。
注意事項：胆兪次と同じ。
備　　考：胆兪次と同じ。

胃脘下兪次

位　　置：背部にあり，第8胸椎棘突起下の外側，脊柱起立筋の隆起部にあたる。
局所解剖：皮膚—皮下組織—胸腰筋膜—僧帽筋の腱膜—脊柱起立筋—第8肋骨。
　　　　　第7・8胸椎の脊髄神経の後皮枝および筋枝が分布。深部は胸腔である。
主　　治：胸背部の痛み，胸脇部の痛み，胸悶，胃痛。
注意事項：胆兪次と同じ。
備　　考：胆兪次と同じ。

膈兪次

位　　置：背部にあり，第7胸椎棘突起下の外側，脊柱起立筋の隆起部にあたる。
局所解剖：皮膚―皮下組織―胸背筋膜―脊髄神経後枝―脊柱起立筋―肋骨。
　　　　　胸部の脊髄神経後枝・筋枝が分布。深部は胸腔である。
主　　治：胸背部の痛み，膈筋の痙攣，胸悶，胸脇部の痛み。
注意事項：胆兪次と同じ。
備　　考：胆兪次と同じ。

督兪次

位　　置：背部にあり，第6胸椎棘突起下の外側，脊柱起立筋の隆起部にあたる。
局所解剖：皮膚―皮下組織―胸腰筋膜・第6胸椎の脊髄神経固有の神経孔―菱形筋―脊柱起立筋―肋骨。
　　　　　第5・6胸椎の脊髄神経の後皮枝および筋枝が分布。深部は胸腔である。
主　　治：胸背部の痛み，胸悶，心悸，胸脇部の痛み。
注意事項：（1）浅層の結筋点は皮下脂肪層・胸腰筋膜層および固有の神経孔にある。深層の結筋点は僧帽筋・菱形筋・脊柱起立筋の各層にある。
　　　　　（2）恢刺法を行う際は，筋線維の方向に沿って内側上方向に行針する。
備　　考：足の太陽・少陰・手太陽経筋の交会。

心兪次

位　　置：背部にあり，第5胸椎棘突起下の外側，脊柱起立筋の隆起部にあたる。
局所解剖：皮膚―皮下組織―胸腰筋膜・第5胸椎の脊髄神経の固有の神経孔―僧帽筋―菱形筋―脊柱起立筋―肋骨。
　　　　　第4・5胸椎の脊髄神経後枝および筋枝が分布。深部は胸腔である。
主　　治：胸背部の痛み，胸悶，胸痛，心悸，心前区の痛み。
注意事項：（1）浅層の結筋点は，皮下脂肪層・胸腰筋膜層および固有の神経孔にある。深層の結筋点は菱形筋・脊柱起立筋・上後鋸筋の各層にある。
　　　　　（2）恢刺法を行う際は，筋線維の方向に沿って行針する。
備　　考：足の太陽・少陰・手太陽経筋の交会。

厥陰兪次

位　　置：背部にあり，第4胸椎棘突起下の外側，脊柱起立筋の隆起部にあたる。
局所解剖：皮膚―皮下組織―胸腰筋膜・第4胸椎の脊髄神経の固有の神経孔―僧帽筋―菱形筋・上後鋸筋―脊柱起立筋―肋骨。
　　　　　第3・4胸椎の脊髄神経後枝および筋枝が分布。深部は胸腔である。
主　　治：胸背部の痛み，胸悶，胸痛，心悸，胸脇部の痛み，心前区の痛み，哮喘。

注意事項：心兪次と同じ。
備　　考：心兪次と同じ。

肺兪次

位　　置：背部，第3胸椎棘突起下の外側，脊柱起立筋の隆起部にあたる。
局所解剖：皮膚―皮下組織―胸腰筋膜・第3胸椎の脊髄神経の固有の神経孔―僧帽筋・菱形筋・上後鋸筋・脊柱起立筋―肋骨。
　　　　　第2・3胸椎の脊髄神経後枝および筋枝が分布。深部は胸腔である。
主　　治：胸背部の痛み，胸悶，哮喘，心前区の痛み。
注意事項：（1）浅層の結筋点は皮下脂肪層・胸腰筋膜層および固有の神経孔にある。深層の結筋点は菱形筋・上後鋸筋・脊柱起立筋の各層にある。
　　　　　（2）恢刺法を行う際は，筋線維の方向に沿って行針する。

風門次

位　　置：背部にあり，第2胸椎棘突起下の外側，脊柱起立筋の隆起部にあたる。
局所解剖：皮膚―皮下組織―胸腰筋膜・第2胸椎の脊髄神経の固有の神経孔―僧帽筋・菱形筋・上後鋸筋・脊柱起立筋―肋骨。
　　　　　第1・2胸椎の脊髄神経後枝および筋枝が分布。深部は胸腔である。
主　　治：胸背部の痛み，胸悶，心悸，哮喘，心前区の痛み。
注意事項：肺兪次と同じ。
備　　考：肺兪次と同じ。

大杼次

位　　置：背部にあり，第1胸椎棘突起下の外側，脊柱起立筋の隆起部にあたる。
局所解剖：皮膚―皮下組織―胸腰筋膜・胸椎の脊髄神経の固有の神経孔―僧帽筋・菱形筋・上後鋸筋・脊柱起立筋―肋骨。
　　　　　第1胸椎の脊髄神経後枝および筋枝が分布。深部は胸腔である。
主　　治：胸背部の痛み，頸項部の痛み，胸悶，哮喘，心悸。
注意事項：（1）浅層の結筋点は皮下脂肪層・胸腰筋膜層にある。深層の結筋点は菱形筋・脊柱起立筋等の各層にある。
　　　　　（2）恢刺法を行う際は，各筋線維の方向に沿って上方向あるいは下方向に行針する。
備　　考：足の太陽・少陰・手太陽・少陽経筋の交会。

◇下髎次・中髎次・次髎次・上髎次

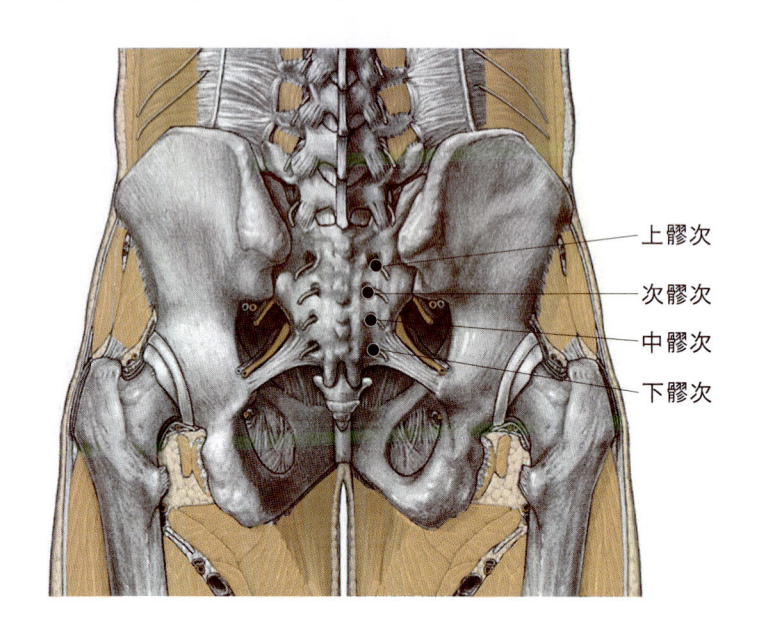

上髎次
次髎次
中髎次
下髎次

下髎次

位　　置：仙骨部にあり，第4後仙骨孔縁にあたる。
局所解剖：皮膚―皮下組織―胸腰筋膜・仙骨結節靱帯・後仙腸靱帯―中殿皮神経。
主　　治：腰仙部の痛み，下肢に放散痛の走る腰痛，小腹部の痛みを牽引する腰痛。
注意事項：（1）結筋点は皮下脂肪および後仙腸靱帯層にある。
　　　　　（2）恢刺法を行う際は，中殿皮神経の走行方向に沿って外側下方向に行針する。
備　　考：足の太陽・少陽・少陰経筋の交会。

中髎次

位　　置：仙骨部にあり，第3後仙骨孔縁にあたる。
局所解剖：皮膚―皮下組織―胸腰筋膜・後仙腸靱帯―中殿皮神経。
主　　治：腰仙部の痛み，下肢に放散痛の走る腰仙部の痛み，小腹部の痛みを牽引する腰仙部の痛み。
注意事項：下髎次と同じ。
備　　考：下髎次と同じ。

次髎次

位　　置：仙骨部にあり，第2後仙骨孔縁にあたる。
局所解剖：皮膚―皮下組織―胸腰筋膜・後仙腸靱帯―中殿皮神経―仙骨。

主　　治：腰仙部の痛み，下肢に放散痛の走る腰仙部の痛み，小腹部の痛みを牽引する腰仙部の痛み。
注意事項：（1）結筋点は腰背筋膜・後仙腸靱帯層にあり，皮下脂肪層に現れることもある。
　　　　　（2）恢刺法を行う際は，中殿皮神経の走行方向に沿って外側方向に行針する。
備　　考：足の太陽・少陽・少陰経筋の交会。

上髎次

位　　置：仙骨部にあり，第1後仙骨孔縁にあたる。
局所解剖：皮膚―皮下組織―胸腰筋膜・後仙腸靱帯―中殿皮神経。
主　　治：腰仙部の痛み，下肢に放散痛の走る腰仙部の痛み，小腹部の痛みを牽引する腰仙部の痛み。
注意事項：次髎次と同じ。
備　　考：次髎次と同じ。

◇上後腸骨棘・第1〜5仙骨棘突

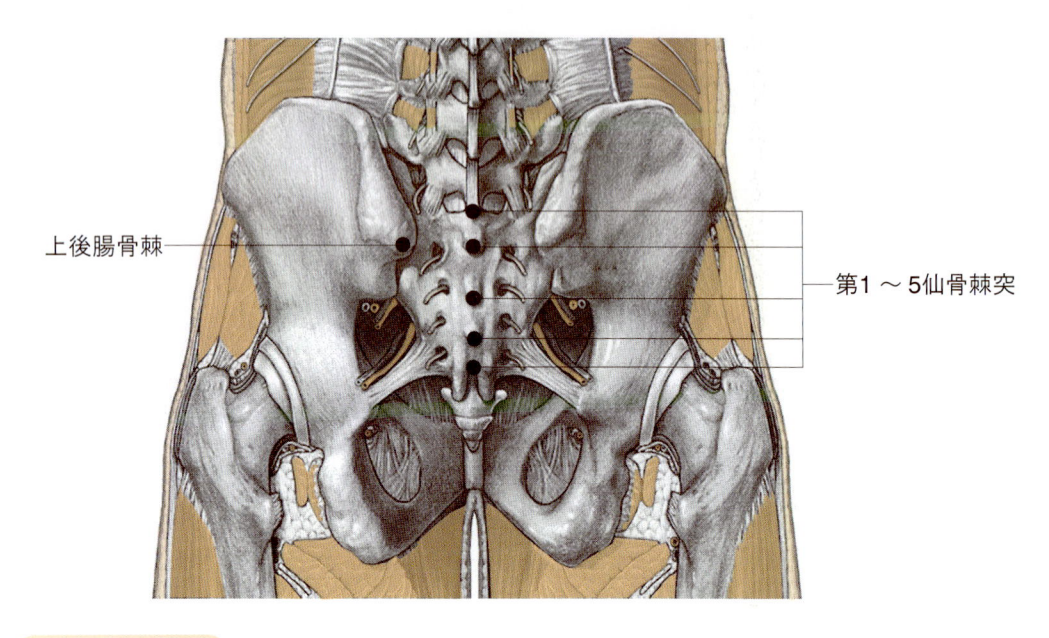

上後腸骨棘

位　　置：仙骨部にあり，上後腸骨棘部にあたる。
局所解剖：皮膚—皮下組織—胸腰筋膜—上後腸骨棘。
　　　　　中殿皮神経が分布。
主　　治：腰仙部の痛み，腰腿部の痛み。
注意事項：（1）結筋点は腰背筋膜層にあり，皮下脂肪層に現れることもある。
　　　　　（2）恢刺法を行う際は，腰背筋膜の方向に沿って上方向あるいは下方向に行針する。

第5仙骨棘突

位　　置：仙骨部にあり，第5仙骨棘突起部にあたる。
局所解剖：皮膚—皮下組織—仙腸皮下滑液包—後仙尾靱帯—仙骨裂孔。
　　　　　中殿皮神経が分布。深層は脊髄硬膜外腔である。
主　　治：仙尾部の痛み，腰痛，下肢の痛み。
注意事項：（1）浅層の結筋点は皮下組織層あるいは仙骨皮下滑液包にあり，深層の結筋点は後仙尾靱帯層である。
　　　　　（2）各種針法を行う際は，馬尾神経を損傷しないよう硬膜外腔に深刺してはならない。
　　　　　（3）恢刺法を行う際は，馬尾神経方向に沿って上方向あるいは下方向に行針する。
　　　　　（4）靱帯層に行針する際は，細針を使うほうがよく，行針幅は小さくすべきである。

第 4 仙骨棘突

位　　置：仙骨部にあり，第4仙骨棘突起部にあたる。
局所解剖：皮膚―皮下組織―仙骨結節靱帯―第4仙骨棘突起。
　　　　　中殿皮神経が分布。
主　　治：腰仙部の痛み，腰痛，腰腿部の痛み。
注意事項：（1）結筋点は皮下組織層にあり，深層は仙骨結節靱帯層にある。
　　　　　（2）恢刺法を行う際は，仙骨結節靱帯の方向に沿って外側下方向に行針する。
　　　　　（3）靱帯層に行針する際は，細針を使うほうがよい。

第 3 仙骨棘突

位　　置：仙骨部にあり，第3仙骨棘突起にあたる。
局所解剖：皮膚―皮下組織―仙骨結節靱帯―第3仙骨棘突起。
　　　　　中殿皮神経が分布。
主　　治：腰仙部の痛み，腰痛，腰腿部の痛み。
注意事項：（1）結筋点は皮下組織層にあり，深層は仙骨結節靱帯層にある。
　　　　　（2）恢刺法を行う際は，細針を使うほうがよく，上方向あるいは下方向に行針を行う。

第 2 仙骨棘突

位　　置：仙骨部にあり，第2仙骨棘突起部にあたる。
局所解剖：皮膚―皮下組織―仙骨結節靱帯―第2仙骨棘突起。
　　　　　中殿皮神経が分布。
主　　治：腰仙部の痛み，腰痛，腰腿部の痛み。
注意事項：第3仙骨棘突起と同じ。

第 1 仙骨棘突

位　　置：仙骨部にあり，第1仙骨棘突起にあたる。
局所解剖：皮膚―皮下組織―第1仙骨棘突起―棘間靱帯。
　　　　　第5腰椎の脊髄神経後枝が分布。
主　　治：腰痛，腰仙部の痛み，腰腿部の痛み。
注意事項：（1）結筋点は皮下組織層にあり，深層は仙棘靱帯層にある。
　　　　　（2）恢刺法を行う際は，上方向あるいは下方向に行針を行う。

◇第1〜5腰椎棘突

第1〜5腰椎棘突

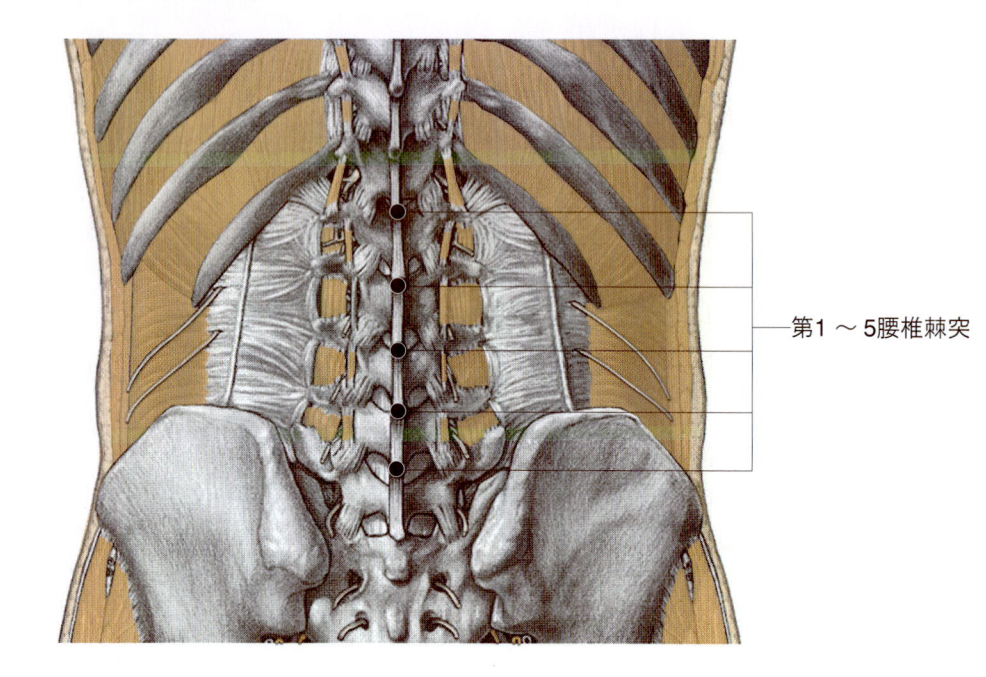

第5腰椎棘突

位　　置：腰部にあり，第5腰椎棘突起の頂端部にあたる。
局所解剖：皮膚─皮下組織─広背筋の腱膜・棘上靱帯・棘間靱帯。
　　　　　第5腰椎の脊髄神経後枝が分布。深部は椎管である。
主　　治：腰背部の痛み，腰腿部の痛み。
注意事項：（1）結筋点は棘突起の頂端・上下縁・外縁にあたる。
　　　　　（2）恢刺法を行う際は，中線上の結筋点は細針を使うのがよく，棘上靱帯に沿って上方向あるいは下方向に行針を行う。行針幅は小さくすべきである。外縁部の結筋点は広背筋の筋線維方向に沿って外側上方向に行針する。

第4腰椎棘突

位　　置：腰部にあり，第4腰椎棘突起の頂端部にあたる。
局所解剖：皮膚─皮下組織─広背筋の腱膜・棘上靱帯・棘間靱帯。
　　　　　第4腰椎の脊髄神経後枝が分布。深部は椎管である。
主　　治：腰背部の痛み，腰腿部の痛み。
注意事項：第5腰椎棘突と同じ。

第 3 腰椎棘突

位　　置：腰部にあり，第 3 腰椎棘突起の頂端部にあたる。
局所解剖：皮膚―皮下組織―広背筋の腱膜・棘上靱帯・棘間靱帯。
　　　　　第 3 腰椎の脊髄神経後枝が分布。深部は椎管である。
主　　治：腰背部の痛み，腰腿部の痛み。
注意事項：第 5 腰椎棘突と同じ。

第 2 腰椎棘突

位　　置：腰部にあり，第 2 腰椎棘突起の頂端部にあたる。
局所解剖：皮膚―皮下組織―広背筋の腱膜・棘上靱帯・棘間靱帯。
　　　　　第 2 腰椎の脊髄神経後枝が分布。深部は椎管である。
主　　治：腰背部の痛み，腰腿部の痛み。
注意事項：第 5 腰椎棘突と同じ。

第 1 腰椎棘突

位　　置：腰部にあり，第 1 腰椎棘突起の頂端部にあたる。
局所解剖：皮膚―皮下組織―広背筋の腱膜・棘上靱帯・棘間靱帯。
　　　　　第 1 腰椎の脊髄神経後枝が分布。深部は椎管である。
主　　治：腰背部の痛み，腰腿部の痛み。
注意事項：第 5 腰椎棘突と同じ。

◇第1〜12胸椎棘突

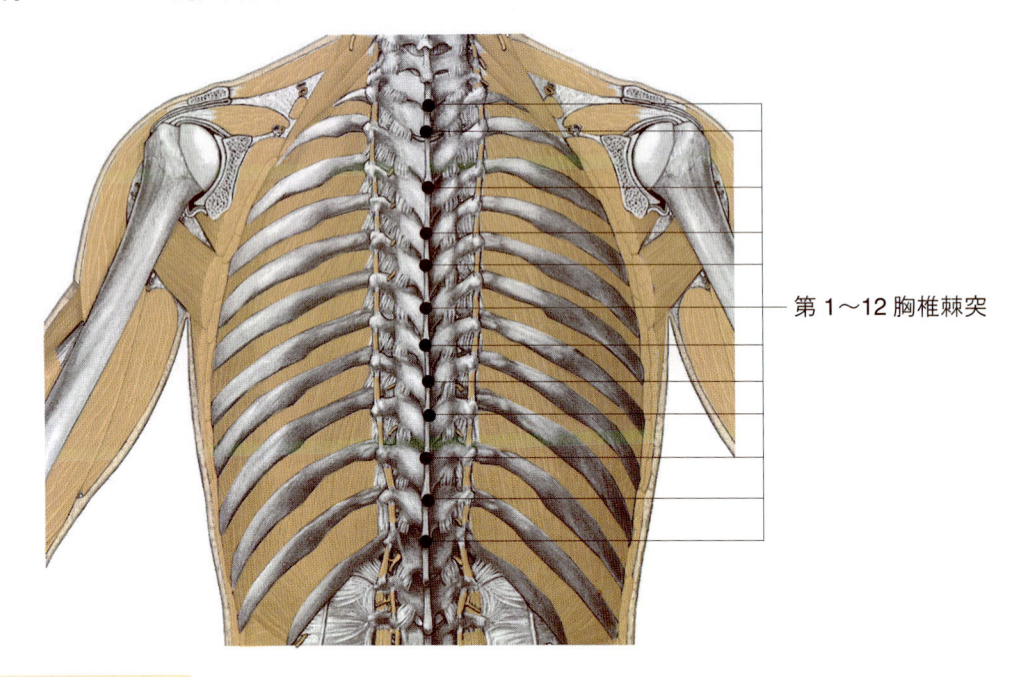

第1〜12胸椎棘突

第12胸椎棘突

位　　置：背部にあり，第12胸椎棘突起の頂端部にあたる。
局所解剖：皮膚―皮下組織―僧帽筋・広背筋の腱膜・棘上靱帯・棘間靱帯。
　　　　　第12胸椎の脊髄神経後枝が分布。深部は椎管である。
主　　治：腰背部の痛み。
注意事項：（1）結筋点は棘突起の頂端部・上下縁部・外縁部にある。
　　　　　（2）恢刺法を行う際は，中線上の結筋点は棘上靱帯に沿って上方向あるいは下方向に行針を行う。外縁部の結筋点は広背筋の筋線維方向に沿って外側上方向に行針する。

第11胸椎棘突

位　　置：背部にあり，第11胸椎棘突起の頂端部にあたる。
局所解剖：皮膚―皮下組織―僧帽筋の腱膜・棘上靱帯・棘間靱帯。
　　　　　第11胸椎の脊髄神経後枝が分布。深部は椎管である。
主　　治：腰背部の痛み。
注意事項：第12胸椎棘突と同じ。

第10胸椎棘突

位　　置：背部にあり，第10胸椎棘突起の頂端部にあたる。

足の太陽経筋　45

局所解剖：皮膚—皮下組織—僧帽筋の腱膜・棘上靱帯・棘間靱帯。
　　　　　第10胸椎の脊髄神経後枝が分布。深部は椎管である。
主　　治：胸背部の痛み。
注意事項：第12胸椎棘突と同じ。

第9胸椎棘突

位　　置：背部にあり，第9胸椎棘突起の頂端部にあたる。
局所解剖：皮膚—皮下組織—僧帽筋の腱膜・棘上靱帯・棘間靱帯。
　　　　　第9胸椎の脊髄神経後枝が分布。深部は椎管である。
主　　治：胸背部の痛み。
注意事項：（1）結筋点は棘突起の頂端部・上下縁部・外縁部にある。
　　　　　（2）恢刺法を行う際は，中線上の結筋点は棘上靱帯に沿って上方向あるいは下方向に行針を行う。外縁部の結筋点は広背筋の筋線維方向に沿って横方向に行針する。

第8胸椎棘突

位　　置：背部にあり，第8胸椎棘突起の頂端部にあたる。
局所解剖：皮膚—皮下組織—僧帽筋の腱膜・棘上靱帯・棘間靱帯。
　　　　　第8胸椎の脊髄神経後枝が分布。深部は椎管である。
主　　治：胸背部の痛み。
注意事項：第9胸椎棘突と同じ。

第7胸椎棘突

位　　置：背部にあり，第7胸椎棘突起の頂端部にあたる。
局所解剖：皮膚—皮下組織—僧帽筋の腱膜・棘上靱帯・棘間靱帯。
　　　　　第7胸椎の脊髄神経後枝が分布。深部は椎管である。
主　　治：胸背部の痛み。
注意事項：第9胸椎棘突と同じ。

第6胸椎棘突

位　　置：背部にあり，第6胸椎棘突起の頂端部にあたる。
局所解剖：皮膚—皮下組織—僧帽筋の腱膜・棘上靱帯・棘間靱帯。
　　　　　第6胸椎の脊髄神経後枝が分布。深部は椎管である。
主　　治：胸背部の痛み，頸項部の痛み，胸悶，心悸。
注意事項：第9胸椎棘突と同じ。

第5胸椎棘突

位　　置：背部にあり，第5胸椎棘突起の頂端部にあたる。
局所解剖：皮膚―皮下組織―僧帽筋の腱膜・菱形筋の腱膜・上後鋸筋の腱膜・棘上靱帯・棘間靱帯。
　　　　　第5胸椎の脊髄神経後枝が分布。深部は椎管である。
主　　治：胸背部の痛み，頸項部の痛み，胸悶，心悸。
注意事項：第9胸椎棘突と同じ。

第4胸椎棘突

位　　置：背部にあり，第4胸椎棘突起の頂端部にあたる。
局所解剖：皮膚―皮下組織―僧帽筋の腱膜・菱形筋の腱膜・上後鋸筋の腱膜・棘上靱帯・棘間靱帯。
　　　　　第4胸椎の脊髄神経後枝が分布。深部は椎管である。
主　　治：胸背部の痛み，頸項部の痛み，胸悶，心悸。
注意事項：第9胸椎棘突と同じ。

第3胸椎棘突

位　　置：背部にあり，第3胸椎棘突起の頂端部にあたる。
局所解剖：皮膚―皮下組織―僧帽筋の腱膜・菱形筋の腱膜・上後鋸筋の腱膜・棘上靱帯・棘間靱帯。
　　　　　第3胸椎の脊髄神経後枝が分布。深部は椎管である。
主　　治：胸背部の痛み，頸項部の痛み，胸痛，胸悶，息切れ。
注意事項：第9胸椎棘突と同じ。

第2胸椎棘突

位　　置：背部にあり，第2胸椎棘突起の頂端部にあたる。
局所解剖：皮膚―皮下組織―僧帽筋の腱膜・菱形筋の腱膜・上後鋸筋の腱膜・棘上靱帯・棘間靱帯。
　　　　　第2胸椎の脊髄神経後枝が分布。深部は椎管である。
主　　治：胸背部の痛み，頸項部の痛み，胸痛，胸悶，息切れ。
注意事項：第9胸椎棘突と同じ。

第1胸椎棘突

位　　置：背部にあり，第13胸椎棘突起の頂端部にあたる。
局所解剖：皮膚―皮下組織―僧帽筋の腱膜・菱形筋の腱膜・上後鋸筋の腱膜・棘上靱帯・棘間靱帯。
　　　　　第1胸椎の脊髄神経後枝が分布。深部は椎管である。
主　　治：胸背部の痛み，頸項部の痛み，胸悶，息切れ。
注意事項：第9胸椎棘突と同じ。

◇第1～7頸椎棘突

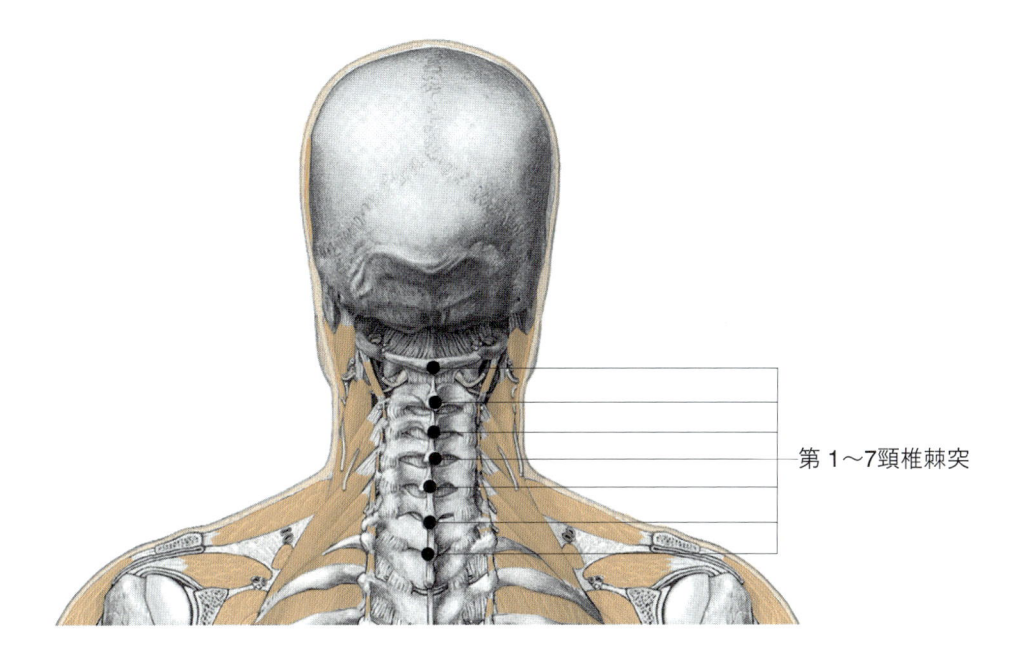

第7頸椎棘突

位　　置：頸部にあり，第7頸椎棘突起の頂端部にあたる。
局所解剖：皮膚―皮下組織および脂肪層―僧帽筋の腱膜・菱形筋の腱膜・上後鋸筋の腱膜・項靱帯。
　　　　　第7頸椎の脊髄神経後枝が分布。深部は椎管である。
主　　治：頸背部の痛み，頭痛，頭暈。
注意事項：（1）結筋点は棘突起の頂端部・上下縁部・外縁部にある。
　　　　　（2）恢刺法を行う際は，細針を使うのがよく，中線上の結筋点は上方向あるいは下方向に行針を行う。外縁部の結筋点は外側横方向に行針する。

第6頸椎棘突

位　　置：頸部にあり，第6頸椎棘突起の頂端部にあたる。
局所解剖：皮膚―皮下組織―僧帽筋の腱膜・菱形筋の腱膜・項靱帯。
　　　　　第6頸椎の脊髄神経後枝が分布。深部は椎管である。
主　　治：頸項部および肩背部の痛み，頭痛，頭暈。
注意事項：第7頸椎棘突と同じ。

第5頸椎棘突

位　　置：頸部にあり，第5頸椎棘突起の頂端部にあたる。
局所解剖：皮膚―皮下組織―僧帽筋の腱膜・菱形筋の腱膜・項靱帯。

　　　　　　　　第5頸椎の脊髄神経後枝が分布。深部は椎管である。
主　　治：頸肩部の痛み，頭痛，頭暈。
注意事項：第7頸椎棘突と同じ。

第4頸椎棘突

位　　置：頸部にあり，第4頸椎棘突起の頂端部にあたる。
局所解剖：皮膚―皮下組織―僧帽筋の腱膜・菱形筋の腱膜・項靱帯。
　　　　　第4頸椎の脊髄神経後枝が分布。深部は椎管である。
主　　治：頸肩部の痛み，頭痛，頭暈。
注意事項：第7頸椎棘突と同じ。

第3頸椎棘突

位　　置：頸部にあり，第3頸椎棘突起の頂端部にあたる。
局所解剖：皮膚―皮下組織―僧帽筋の腱膜・項靱帯。
　　　　　第3頸椎の脊髄神経後枝が分布。深部は椎管である。
主　　治：頸肩部の痛み，頭痛，頭暈。
注意事項：第7頸椎棘突と同じ。

第2頸椎棘突

位　　置：頸部にあり，第2頸椎棘突起の頂端部にあたる。
局所解剖：皮膚―皮下組織―僧帽筋の腱膜・項靱帯。
　　　　　第2頸椎の脊髄神経後枝が分布。深部は椎管である。
主　　治：頸肩部の痛み，頭痛，頭暈。
注意事項：第7頸椎棘突と同じ。

第1頸椎棘突

位　　置：頸部にあり，第1頸椎棘突起の頂端部にあたる。
局所解剖：皮膚―皮下組織―僧帽筋の腱膜・項靱帯。
　　　　　第1頸椎の脊髄神経後枝が分布。深部は椎管であり，椎骨動脈に広がり上方は大後頭孔である。
主　　治：頸肩部の痛み，頭痛，頭暈。
注意事項：第7頸椎棘突と同じ。

◇天柱次・玉枕次

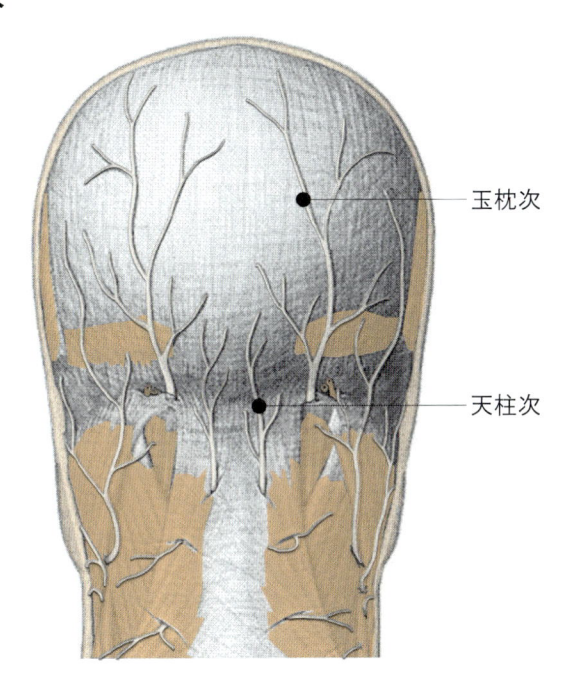

天柱次

位　　置：頸部にあり，環軸椎の傍ら，僧帽筋・頸板状筋の隆起部にあたる。
局所解剖：皮膚—皮下組織—項筋膜—僧帽筋・頭板状筋・半棘筋・椎枕筋—頸椎横突。
　　　　　第3頸椎の脊髄神経後枝・大後頭神経が分布。
主　　治：頸項部の痛み，頭痛，頭暈，心悸，頸肩部の痛み。
注意事項：（1）浅層の結筋点は項筋膜層にあり，深層の結筋点は頭板状筋・半棘筋・頸板状筋の各層にある。
　　　　　（2）恢刺法を行う際は，大後頭神経の走行方向に沿って上方向あるいは下方向に行針する。
　　　　　（3）結筋点表面には毛髪が広がっているため，消毒する前に散髪する。
備　　考：足の太陽・少陽，手の太陽・少陽経筋の交会。

玉枕次

位　　置：後頭部にあり，後頭前頭筋と頭蓋骨ラムダ縫合部にあたる。
局所解剖：頭皮—皮下組織—後頭前頭筋・第3頸椎の脊髄神経・大後頭神経。
　　　　　深層は頭蓋骨である。
主　　治：頭痛，頭暈。
注意事項：（1）結筋点は皮下筋膜層・筋層・頭蓋骨のラムダ縫合部の磨損部にある。
　　　　　（2）恢刺法を行う際は，大後頭神経の走行方向に沿って上方向あるいは下方向に行針する。
　　　　　（3）消毒する前に頭髪を散髪する。

◇百会次

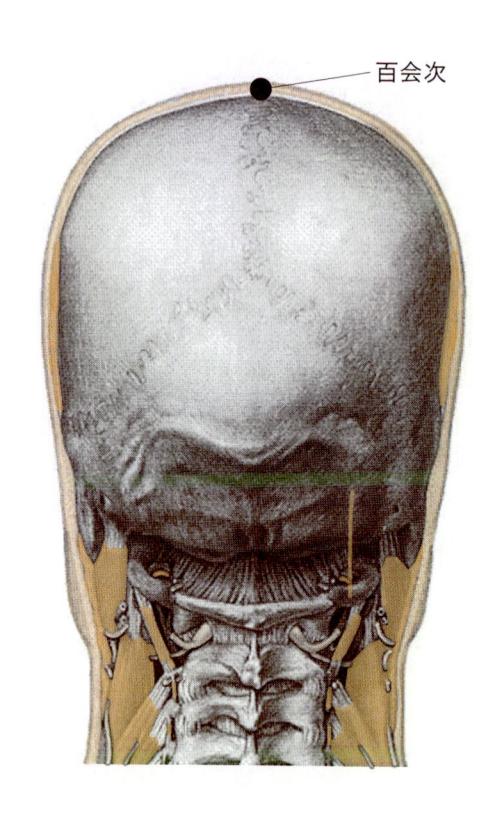

> 百会次

位　　置：頭頂部にあり，頭頂ブレグマ部にあたる。
局所解剖：皮膚─皮下組織─帽状筋膜─大後頭神経・前頭神経枝。
　　　　　深部は頭蓋骨の矢状縫合部あるいはブレグマである。
主　　治：頭痛，頭暈。
注意事項：（１）結筋点は皮下筋膜層にある。
　　　　　（２）恢刺法を行う際は，後頭・前頭筋の筋線維方向に沿って前方向あるいは後方向に行針する。
　　　　　（３）消毒する前に頭髪を散髪する。
備　　考：足の太陽と少陽経筋の交会。

◇陽白次・攢竹次・印堂次

陽白次

位　　置：額部にあり，前頭筋の筋腹部にあたる。
局所解剖：皮膚―後頭前頭筋・眼窩上神経―頭蓋骨。
　　　　　三叉神経の第1枝が分布。
主　　治：頭痛。
注意事項：（1）結筋点は筋膜と後頭前頭筋層にある。
　　　　　（2）恢刺法を行う際は，細針を選択し，後頭・前頭筋の筋線維方向に沿って行針する。
　　　　　（3）火針法や瘢痕灸法は用いない。

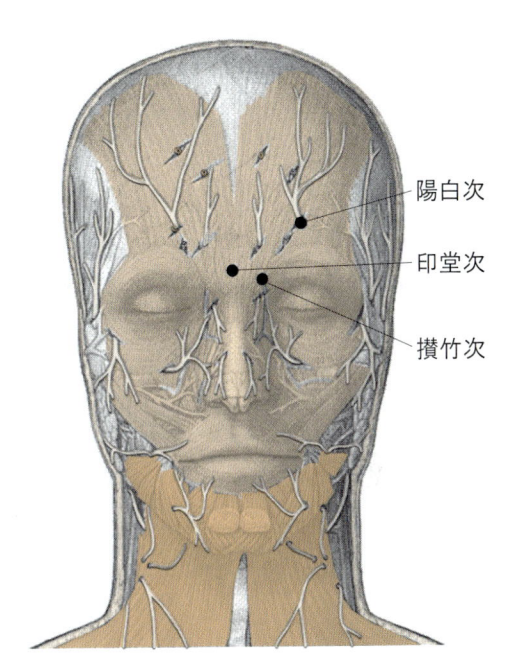

攢竹次

位　　置：額部にあり，眉頭下の眼窩上縁部にあたる。
局所解剖：皮膚―皮下組織・滑車上神経―皺眉筋―眼窩上縁。
主　　治：頭痛，かすみ目。
注意事項：（1）結筋点は皺眉筋の筋層にある。
　　　　　（2）恢刺法を行う際は，滑車神経の走行方向に沿って上方向に行針する。内眥の動脈・静脈や眼球を損傷しないように，下方向に刺してはならない。
　　　　　（3）針治療後は注意して圧迫止血を行う。
　　　　　（4）火針法や瘢痕灸法は用いない。
備　　考：足の太陽と陽明経筋の交会。

印堂次

位　　置：鼻根部にあり，鼻根凹陥部にあたる。
局所解剖：皮膚―皮下組織―眉毛下制筋。
　　　　　滑車上神経が分布し，深部は鼻前頭点である。
主　　治：頭痛，かすみ目。
注意事項：（1）結筋点は眉毛下制筋と鼻前頭点の間にある。
　　　　　（2）恢刺法を行う際は，眉毛下制筋の筋線維方向に沿って下方向に行針する。細針を使うほうがよい。
　　　　　（3）火針法や瘢痕灸法は用いない。
備　　考：足の太陽と陽明経筋の交会。

◇魚腰次

魚腰次 ─

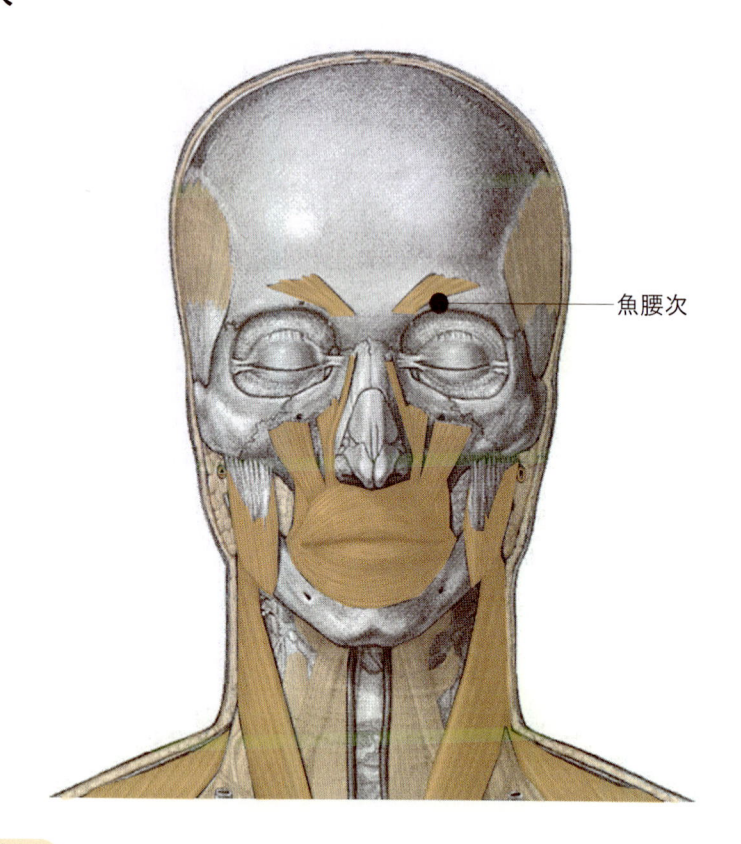

魚腰次

位　　置：額部にあり，眼窩上縁，眼窩上孔部にあたる。
局所解剖：皮膚―皮下組織―眼輪筋周囲―眼窩上孔・眼窩上神経。
　　　　　眼窩上神経および顔面神経枝が分布。
主　　治：頭痛，かすみ目，心悸。
注意事項：（1）結筋点は眼窩上孔上縁部にある。
　　　　　（2）恢刺法を行う際は，眼窩上神経の走行方向に沿って上方向に行針する。必要なとき以外は神経を損傷したり出血したりするため眼窩上孔に刺入してはならない。
　　　　　（3）火針法や瘢痕灸法は用いない。

足の少陽経筋

◇趾趾4

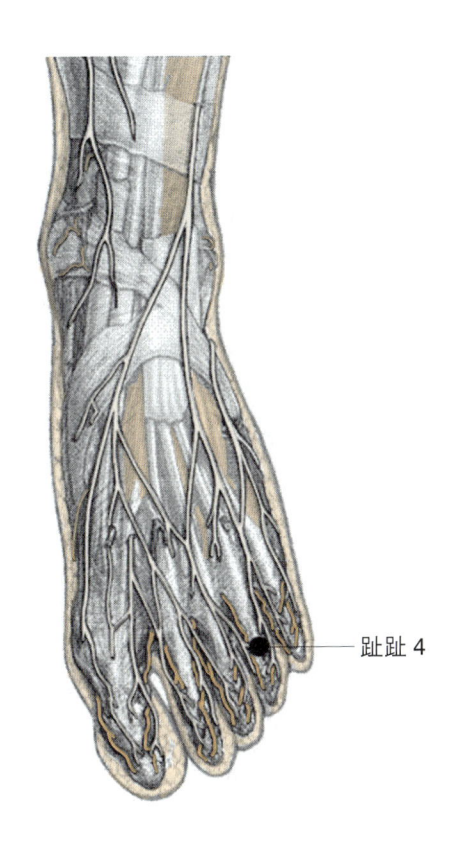

趾趾4

位　　置：足背部にあり，第4趾の足指節間関節の背面部にあたる。
局所解剖：皮膚—皮下組織—皮下滑液包—足指節間の関節包—足指節間関節。
　　　　　足背指神経が分布。
主　　治：足指の痛み，足首関節の痛み。
注意事項：（1）結筋点は足背指の皮下滑液包にある。
　　　　　（2）恢刺法を行う際，滑液包に刺してしまったら即中止し，足指節間関節に深刺してはならない。

◇下丘墟・丘墟次

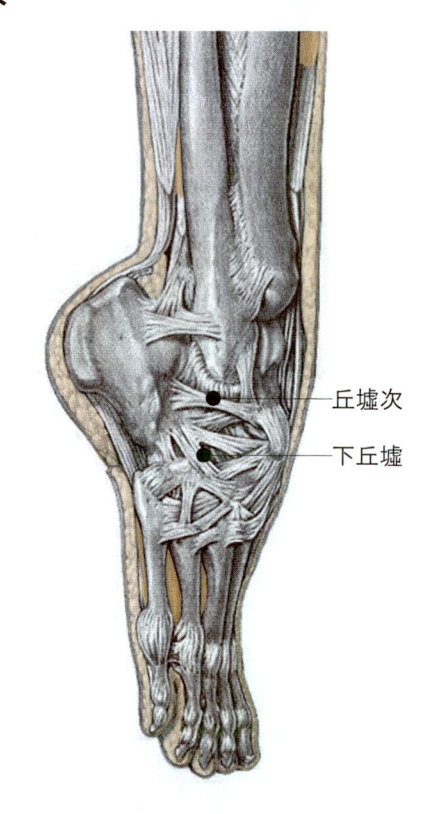

下丘墟

位　　置：足背部にあり，踵骨・距骨・立方骨の境にあたる。
局所解剖：皮膚―皮下組織―下腓骨筋支帯―足根骨洞。
　　　　　中間足背皮神経が分布。
主　　治：足果の痛み，膝関節の痛み，腰痛，股関節の痛み。
注意事項：（1）浅層の結筋点は下腓骨筋支帯層にあり，深層の結筋点は足根骨洞内にある。
　　　　　（2）深層の結筋点に恢刺法を行う際は，足根骨洞内滑液包および靱帯を緩ませておく。
備　　考：足の少陽と太陽経筋の交会。

丘墟次

位　　置：足背部にあり，足外果の前下部の凹陥部にあたる。
局所解剖：皮膚―皮下組織―下腓骨筋支帯―前距腓靱帯―果関節。
　　　　　外側足背皮神経が分布。
主　　治：足首関節の痛み，膝関節の痛み，腰腿部の痛み。
注意事項：（1）浅層の結筋点は上腓骨筋支帯層にあり，深層の結筋点は前距腓靱帯層にある。
　　　　　（2）恢刺法を行う際は，趾伸筋腱の方向に沿って前側下方向に行針する。
備　　考：足の少陽と太陽経筋の交会。

◇光明次

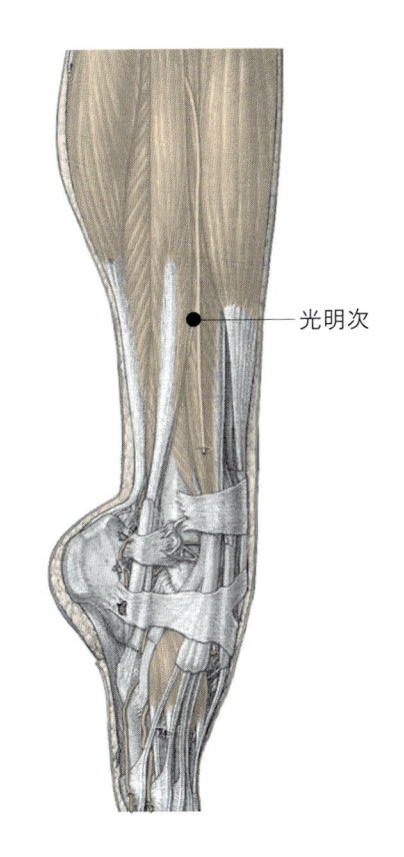

光明次

位　　置：下腿部外側にあり，腓骨の中点下部3分の1の境界部・腓骨の前縁部にあたる。
局所解剖：皮膚―皮下組織―下腿筋膜―短腓骨筋・長趾伸筋・長母趾伸筋・前脛骨筋―下腿骨間膜。
　　　　　浅腓骨神経・外側腓腹皮神経が分布。深層は深腓骨神経・前脛骨動・静脈がある。
主　　治：下肢の痛み，踝の痛み，膝痛，腰痛，股関節の痛み，足指の冷えやしびれ。
注意事項：（1）浅層の結筋点は下腿筋膜層で，浅腓骨神経の通る場所にあり，深層の結筋点は短腓骨筋と長母趾伸筋・長趾伸筋の間にある。
　　　　　（2）恢刺法を行う際は，浅腓骨神経・短腓骨筋の循行方向に沿って上方向あるいは下方向に行針する。
　　　　　（3）前脛骨血管を損傷しないよう深刺してはならない。
備　　考：足の少陽・太陽・陽明経筋の交会。

◇陵下次

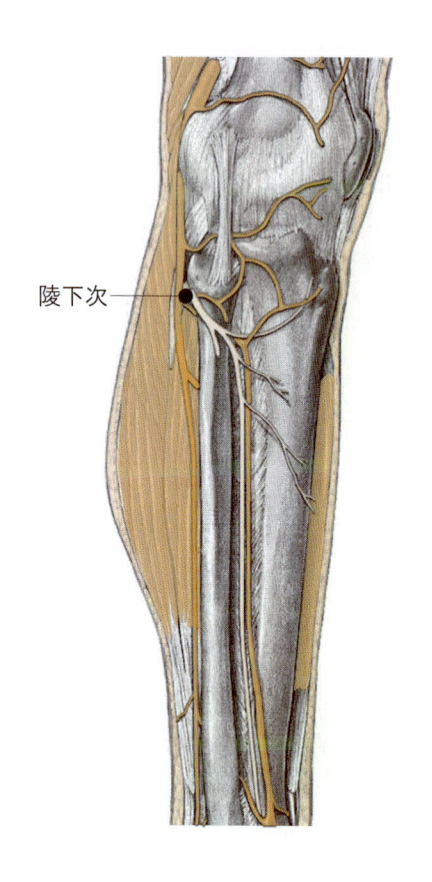

陵下次

位　　置：下腿外側にあり，腓骨頸後下縁部にあたる。
局所解剖：皮膚―皮下組織―下腿筋膜―長腓骨筋の腱弓―総腓骨神経―腓骨。
　　　　　外側腓腹皮神経が分布。
主　　治：下腿部の痛み，足首関節の痛み，膝関節の痛み，腰痛，下肢の麻痺，下肢の無力感。
注意事項：（1）結筋点は長腓骨筋の腱弓層にある。
　　　　　（2）恢刺法を行う際は，総腓骨神経の走行方向に沿って後側上方向，前側下方向に行針する。操作を行う過程で触電感覚が現れた際は，総腓骨神経を損傷しないよう針を引きあげ方向を改める必要がある。
　　　　　（3）長腓骨筋は腓骨後縁の上部に起点があり，いくつかの結筋点が現れるため区別して処理すべきである。
備　　考：足の少陽と太陽経筋の交会。

足の少陽経筋 57

◇陽陵次

陽陵次

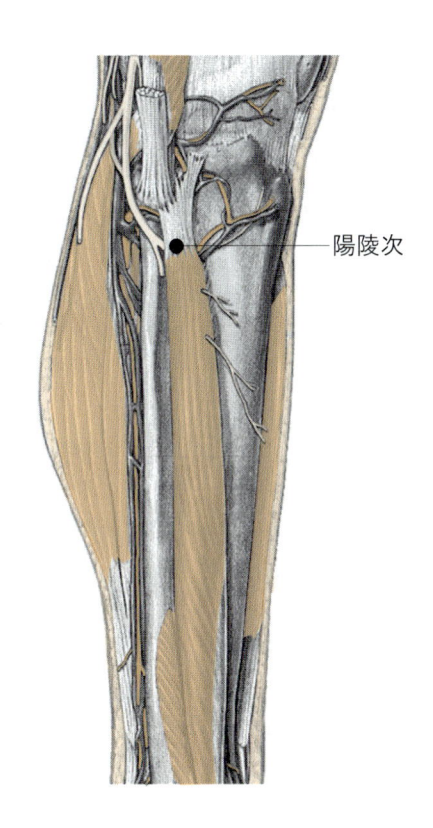

陽陵次

位　　置：下腿外側にあり，腓骨小頭の前縁部にあたる。
局所解剖：皮膚―皮下組織―下腿筋膜―腸脛靱帯・長趾伸筋・前脛骨筋。
　　　　　外側腓腹皮神経が分布。
主　　治：下腿部の痛み，膝関節の痛み，腰痛，下肢の麻痺，下肢の無力感。
注意事項：（1）浅層の結筋点は下腿筋膜層にあり，深層は腸脛靱帯の止点部・長趾伸筋・前脛骨筋の起点部にある。
　　　　　（2）恢刺法を行う際は，前脛骨筋の筋線維方向に沿って上方向あるいは下方向に行針する。
備　　考：足の少陽・太陽・陽明経筋の交会。

◇陵後次

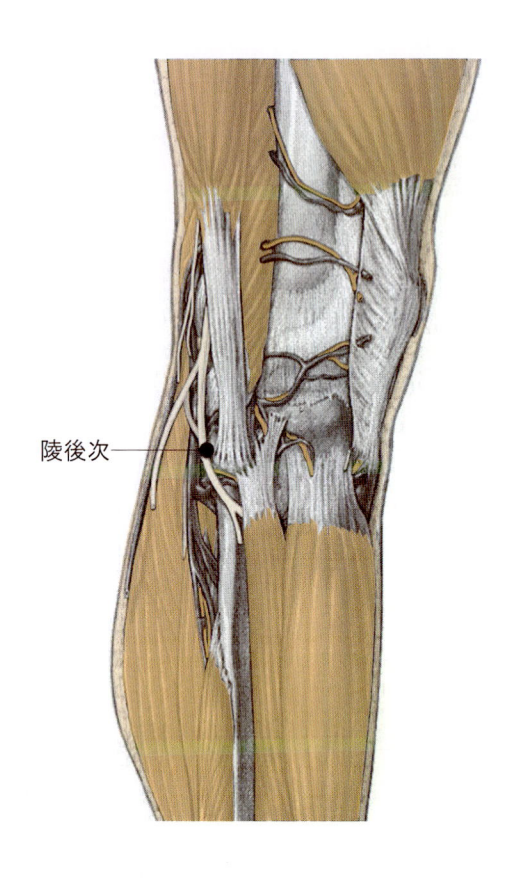

陵後次

- 位　　置：下腿外側にあり，腓骨小頭の後縁部にあたる。
- 局所解剖：皮膚―皮下組織―下腿筋膜―大腿二頭筋の腱・総腓骨神経。
  外側腓腹皮神経が分布。
- 主　　治：下腿部の痛み，膝関節の痛み，腰痛，下肢の麻痺，下肢の無力感。
- 注意事項：（1）結筋点は下腿筋膜層にある。
  （2）恢刺法を行う際は，総腓骨神経の走行方向に沿って上方向あるいは下方向に行針する。
  （3）触電感覚が現れた場合，総腓骨神経を損傷しないよう針を引きあげ方向を改める必要がある。
- 備　　考：足の少陽と太陽経筋の交会。

◇腓骨小頭・成腓間・成骨次

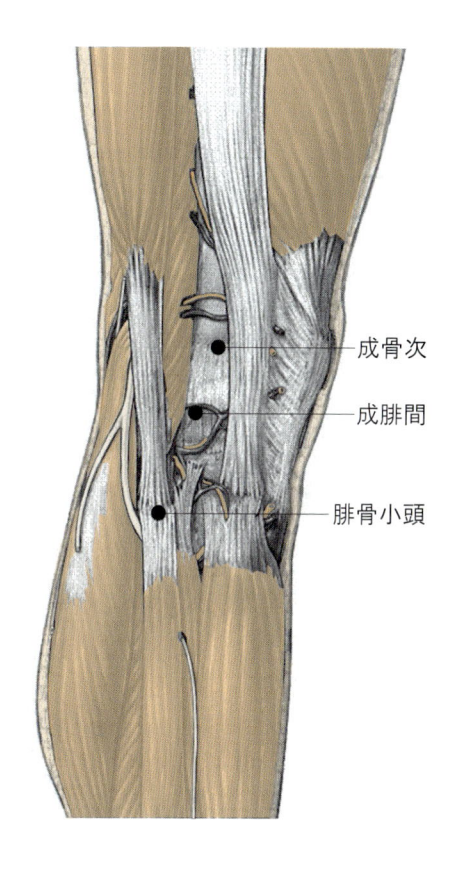

腓骨小頭

位　　置：腓骨小頭の上縁部にあたる。
局所解剖：皮膚―皮下組織―下腿筋膜―膝外側副靱帯―
　　　　　滑液包―腓骨。
　　　　　外側腓腹皮神経が分布。
主　　治：膝関節の痛み。
注意事項：（1）浅層の結筋点は下腿筋膜層にあり，深
　　　　　　　層の結筋点は膝外側副靱帯下の滑液
　　　　　　　包にある。
　　　　　（2）恢刺法を行う際は，膝外側副靱帯方向
　　　　　　　に沿って上方向に行針する。
備　　考：足の少陽と太陽経筋の交会。

成腓間

位　　置：膝外側にあり，膝関節の間隙部にあたる。
局所解剖：皮膚―皮下組織―膝筋膜―膝外側副靱帯―
　　　　　滑液包―膝関節の関節包。
　　　　　外側大腿皮神経が分布。
主　　治：膝関節の痛み，腰腿部の痛み。
注意事項：（1）浅層の結筋点は膝筋膜と外側側副靱帯層にあり，深層の結筋点は外側側副靱帯
　　　　　　　下の滑液包にある。
　　　　　（2）恢刺法を行う際は，外側側副靱帯の方向に沿って上方向あるいは下方向に行針
　　　　　　　する。
　　　　　（3）半月板の損傷や感染を防ぐため，膝関節の関節包の中に深刺してはならない。

成骨次

位　　置：大腿部外側にあり，大腿骨の外側果部にあたる。
局所解剖：皮膚―皮下組織―大腿筋膜―膝外側側副靱帯―滑液包―大腿骨外果。
　　　　　外側大腿皮神経が分布。
主　　治：膝関節の痛み，腰腿部の痛み。
注意事項：（1）浅層の結筋点は大腿筋膜層にあり，深層の結筋点は膝外側側副靱帯下の滑液包
　　　　　　　にある。
　　　　　（2）恢刺法を行う際は，膝外側側副靱帯の方向に沿って下方向に行針する。
備　　考：足の少陽と太陽経筋の交会。

◇風市次・上風市

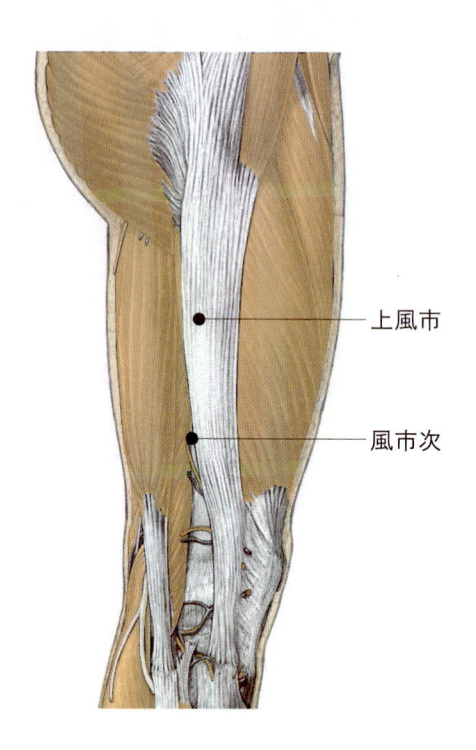

風市次

位　　置：大腿部外側にあり，大腿骨の中点外側の凸部にある。
局所解剖：皮膚—皮下組織—腿筋膜—腸脛靱帯・大腿外側広筋—大腿骨。
　　　　　外側大腿皮神経が分布。
主　　治：大腿外側部の痛み，膝関節の痛み，下肢の麻痺，下肢の無力感。
注意事項：（1）浅層の結筋点は大腿筋膜層にあり，深層の結筋点は腸脛靱帯と大腿外側広筋の
　　　　　　　間，あるいは骨面との摩擦部にある。
　　　　　（2）恢刺法を行う際は，腸脛靱帯の方向に沿って上方向あるいは下方向に行針する。
備　　考：足の少陽と陽明経筋の交会。

上風市

位　　置：大腿部外側にあり，大腿骨大転子の真下の大腿骨中点下3分の1の交点部にある。
局所解剖：皮膚—皮下組織—大腿筋膜—腸脛靱帯—大腿の外側広筋・大腿二頭筋の間隔—大腿骨。
　　　　　外側大腿皮神経が分布。
主　　治：大腿外側部の痛み，下腿や足果に痛みが放散した大腿部の痛み，膝関節の痛み，股関
　　　　　節の痛み。
注意事項：（1）結筋点は腸脛靱帯の深面と大腿骨の間にある。
　　　　　（2）恢刺法を行う際は，腸脛靱帯の方向に沿って上方向あるいは下方向に行針する。
備　　考：足の少陽・太陽・陽明経筋の交会。

◇髀枢・髀枢上・髀枢内

髀　枢

位　　置：殿部にあり，大腿骨大転子の隆凸部にあたる。
局所解剖：皮膚―皮下組織・皮下滑包―殿筋膜―大殿筋の腱膜―腸脛靱帯―大転子滑液包―大転子。
　　　　　外側大腿皮神経が分布。
主　　治：股関節の痛み，股関節の弾発音，腰殿部の痛み，下肢の麻痺，下肢の無力感。
注意事項：（１）結筋点は大殿筋の筋膜および大転子滑液包にある。
　　　　　（２）恢刺法を行う際は，腸脛靱帯の方向に沿って上方向あるいは下方向に行針する。
備　　考：足の少陽・太陽・陽明経筋の交会。

髀枢上

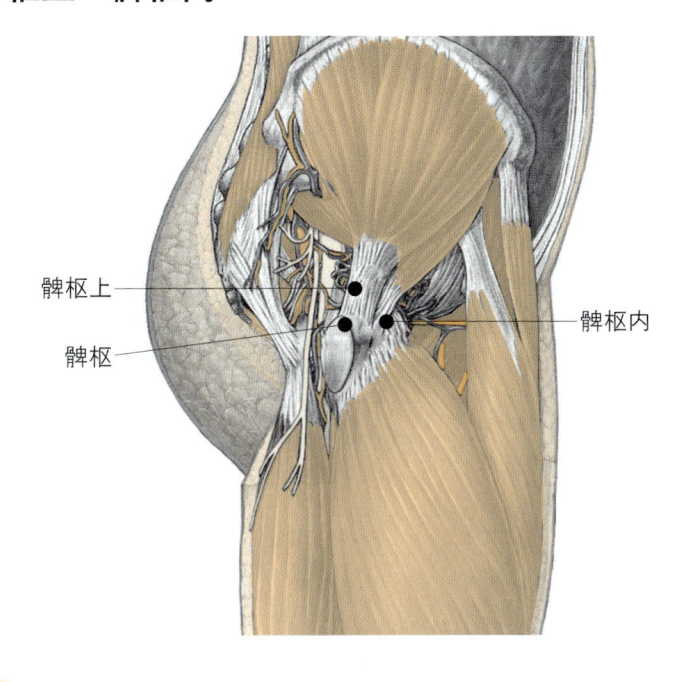

位　　置：殿部にあり，大転子の上縁部にあたる。
局所解剖：皮膚―皮下組織―殿筋膜―大腿筋膜張筋―大腿筋膜張筋腱下の滑液包―中殿筋―大腿骨転子窩。
　　　　　上殿皮神経・上殿神経が分布。
主　　治：股関節の痛み，股・膝部の痛み，下腹部の痛み，下腿に痛みが放散する腰痛。
注意事項：（１）浅層の結筋点は殿筋膜層にあり，深層の結筋点は大腿筋膜張筋腱下の滑液包にある。
　　　　　（２）恢刺法を行う際は，大腿筋膜張筋の筋線維方向に沿って上方向に行針する。
備　　考：足の少陽・太陽・陽明経筋の交会。

髀枢内

位　　置：股関節部にあり，大腿骨大転子尖の内側縁部にあたる。
局所解剖：皮膚—皮下組織—殿筋膜—中殿筋・小殿筋・梨状筋および腱間の滑液包。
　　　　　上殿神経が分布。深層の内側前方向は股関節の関節包がある。
主　　治：股関節の痛み，下腿に痛みが放散する腰殿部の痛み，下肢の麻痺，下肢の無力感。
注意事項：（1）浅層の結筋点は殿筋膜下層にあり，深層の結筋点は中殿筋・小殿筋・梨状筋大転子の内側上縁部の共同止点および滑液包にある。
　　　　　（2）恢刺法を行う際は，中殿筋の筋線維方向に沿って内側上方向に行針する。
備　　考：足の少陽・太陽・陽明経筋の交会。

◇中空次・健胯次・腰宜次・腰眼次

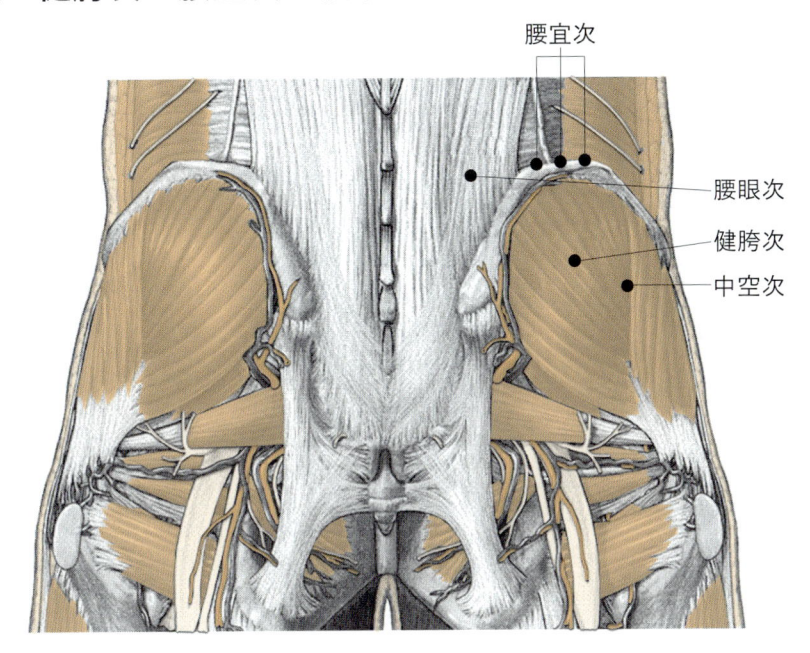

中空次

位　　置：股関節部の大転子後縁部の真上にあたり，大腿筋膜張筋の後縁部中点部にある。
局所解剖：皮膚─皮下組織─殿筋膜─大腿筋膜張筋・上殿神経。
　　　　　上殿皮神経が分布。
主　　治：大腿部の痛み，下肢に放散痛の走る腰殿部の痛み，下肢の麻痺，下肢の無力感。
注意事項：（1）浅層の結筋点は殿筋膜層にあり，深層の結筋点は大腿筋膜張筋の後縁部の中点，上殿皮神経の入筋点にある。
　　　　　（2）恢刺法を行う際は，浅層は大腿筋膜張筋の筋線維方向に沿って上方向あるいは下方向に行針する。深層の結筋点は上殿皮神経の走行方向に沿って内側方向に行針する。
備　　考：足の少陽・太陽・陽明経筋の交会。

健胯次

位　　置：股関節部にあり，腸骨翼外側の中殿筋の筋腹部にあたる。
局所解剖：皮膚─皮下組織─殿筋膜─中殿筋・小殿筋─腸骨翼。
　　　　　上殿皮神経が分布。
主　　治：腰痛，股関節の痛み，下肢に放散痛のある腰殿部の痛み，膝関節の痛み，足首関節の痛み。
注意事項：（1）浅層の結筋点は殿筋膜層にあり，深層の結筋点は中殿筋・小殿筋の各層にある。
　　　　　（2）恢刺法を行う際は，中殿筋の筋線維方向に沿って上方向あるいは下方向に行針する。

腰宜次

位　　置：殿部にあり，腸骨稜の後縁部，仙棘筋の外縁と腸骨稜の最高点の間2～5点，すなわち上殿皮神経の骨線維管部にあたる。
局所解剖：皮膚―皮下組織―殿筋膜・腰背筋膜―上殿皮神経の骨線維管2～5個―上殿皮神経。
　　　　　上殿皮神経・第4腰椎の脊髄神経後枝が分布。
主　　治：腰痛，殿部や下肢に放散痛の走る腰痛，膝関節の痛み，下腿外側の痛み，下肢の無力感。
注意事項：（1）結筋点は殿筋膜あるいは骨線維管部にあり，常に中殿筋の筋痙攣と圧痛を伴う。
　　　　　（2）恢刺法を行う際は，神経線維管の走行方向に沿って上方向あるいは下方向に行針する。
備　　考：足の少陽・太陽・陽明経筋の交会。

腰眼次

位　　置：腸骨稜上方向，仙棘筋の外縁部にある。
局所解剖：皮膚―皮下組織―胸腰筋膜―広背筋・脊柱起立筋・外腹斜筋―腰方形筋―腰神経叢・第5腰椎横突。
　　　　　上殿皮神経・第5腰椎の脊髄神経後枝が分布。深部は腹腔である。
主　　治：腰痛，腰腿部の痛み。
注意事項：（1）結筋点は腰三角区および腸骨翼と脊柱起立筋の起始部にある。
　　　　　（2）恢刺法を行う際は，外腹斜筋の筋線維の走行方向に沿って上方向あるいは下方向に行針する。腹筋の腸骨翼の抵止点にある結筋点は外側上方向に行針する。
　　　　　（3）腰三角部の腰椎ヘルニアの鑑別は注意が必要で針刺は行わない。推拿還納法〔医師が手を使って突出した部位をあるべきところに戻す手技〕治療が適している。
備　　考：足の少陽・太陽・陽明経筋の交会。

足の少陽経筋　65

◇京門次・章門次・腹哀次・日月次・期門次・食竇次

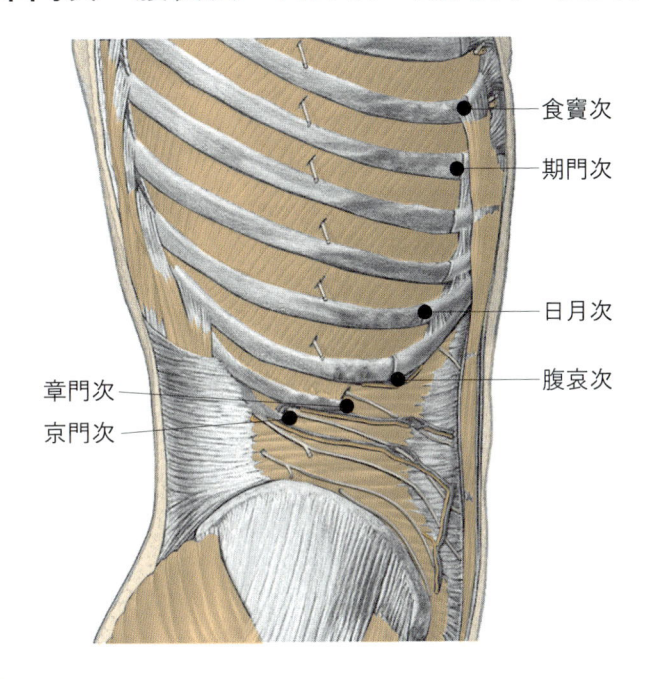

京門次

位　　置：脇部にあり，第12肋骨の遊離端にあたる。
局所解剖：皮膚―皮下組織―腹筋膜―外腹斜筋―内腹斜筋―腹横筋―第12肋骨。
　　　　　第11・12胸神経皮枝と筋枝が分布。深層は腹腔である。
主　　治：胸脇部の痛み，腰痛，腹痛。
注意事項：（1）結筋点は外腹斜筋・内腹斜筋・腹横筋・肋骨遊離端の摩擦面にある。
　　　　　（2）恢刺法を行う際は，外腹斜筋の筋線維方向に沿って下方向に行針する。
　　　　　（3）どのような針法でも肋骨端を越えてはならず，腹腔に深刺してはならない。
備　　考：足の少陽・陽明・手三陰経筋の交会。

章門次

位　　置：脇部にあり，第11肋骨の遊離端にあたる。
局所解剖：皮膚―皮下組織―胸腹筋膜―外腹斜筋―内腹斜筋―腹横筋―第11肋骨。
　　　　　第10胸神経皮枝と筋枝が分布。深層は腹腔である。
主　　治：胸脇部の痛み，腰痛，腹痛，胸悶，食欲不振。
注意事項：（1）結筋点は外腹斜筋の肋骨端浅面にある。
　　　　　（2）恢刺法を行う際は，外腹斜筋の筋線維方向に沿って外側上方向あるいは内側下方向に行針する。
　　　　　（3）刺針深度は肋骨浅側面を越えてはならない。どのような針法でも腹腔に刺入しないよう深刺してはならない。

腹哀次

位　　置：脇部にあり，肋骨結節の中から外側に向けて3分の1の交点部にあたる。
局所解剖：皮膚—皮下組織—腹筋膜—外腹斜筋・内腹斜筋—肋骨結節。
　　　　　第6胸神経皮枝が分布。深層は腹腔である。
主　　治：胸脇部の痛み，腹痛，胃脘痛，胸悶，腹脹，吐き気。
注意事項：（1）結筋点は外腹斜筋の腱膜と肋骨結節の接触面上にある。
　　　　　（2）恢刺法を行う際は，肋骨縁に沿って下方向に行針する。
　　　　　（3）腹腔に刺入するほど深刺してはならない。
備　　考：足の少陽・陽明・手三陰経筋の交会。

日月次

位　　置：胸部にあり，第9肋骨と肋軟骨の接続部にあたる。
局所解剖：皮膚—皮下組織—胸筋膜—外腹斜筋・内腹斜筋・腹横筋—肋骨。
　　　　　第9胸神経皮枝および筋枝が分布。深層は腹腔である。
主　　治：胸脇部の痛み，腹痛，腹脹，吐き気，食欲不振。
注意事項：（1）結筋点は外腹斜筋・内腹斜筋を越えて肋骨接続部にあたる。
　　　　　（2）恢刺法を行う際は，僧帽筋の筋線維方向に沿って下方向に行針する。
　　　　　（3）どのような針法でも肋骨浅面を越えてはならず，胸腹腔に刺入するほど深刺してはならない。
備　　考：足の少陽・陽明・手三陰経筋の交会。

期門次

位　　置：脇部にあり，第6肋骨と肋軟骨接続部にあたる。
局所解剖：皮膚—皮下組織—胸筋膜—内腹斜筋・外腹斜筋・大胸筋・小胸筋—第6肋骨。
　　　　　第6胸神経皮枝および筋枝が分布。深層は腹腔である。
主　　治：胸痛，胸悶，腹痛，食欲不振，吐き気。
注意事項：（1）結筋点は外腹斜筋・小胸筋の第6肋骨と肋軟骨接続部にある。
　　　　　（2）恢刺法を行う際は，外腹斜筋および小胸筋の筋線維方向に沿って外側上方向あるいは内側下方向に行針する。
　　　　　（3）どのような針法でも肋骨浅面を越えてはならず，胸腹腔に刺入するほど深刺してはならない。
備　　考：足の少陽・陽明・手三陰経筋の交会。

食竇次

位　　置：胸部にあり，第5肋骨と肋軟骨接続部にあたる。
局所解剖：皮膚—皮下組織—胸筋膜—大胸筋—前鋸筋—肋骨。
　　　　　第5肋神経皮枝および筋枝が分布。深層は腹腔である。
主　　治：胸痛，胸悶，心悸，心前区の痛み，腹痛。
注意事項：（1）結筋点は前鋸筋と肋骨の付着面層にある。
　　　　　（2）恢刺法を行う際は，前鋸筋の筋線維方向に沿って外方向あるいは内方向に行針する。
　　　　　（3）どのような針法でも肋骨浅面を越えてはならず，胸腔に深刺してはならない。
備　　考：足の少陽と手三陰経筋の交会。

◇天渓次

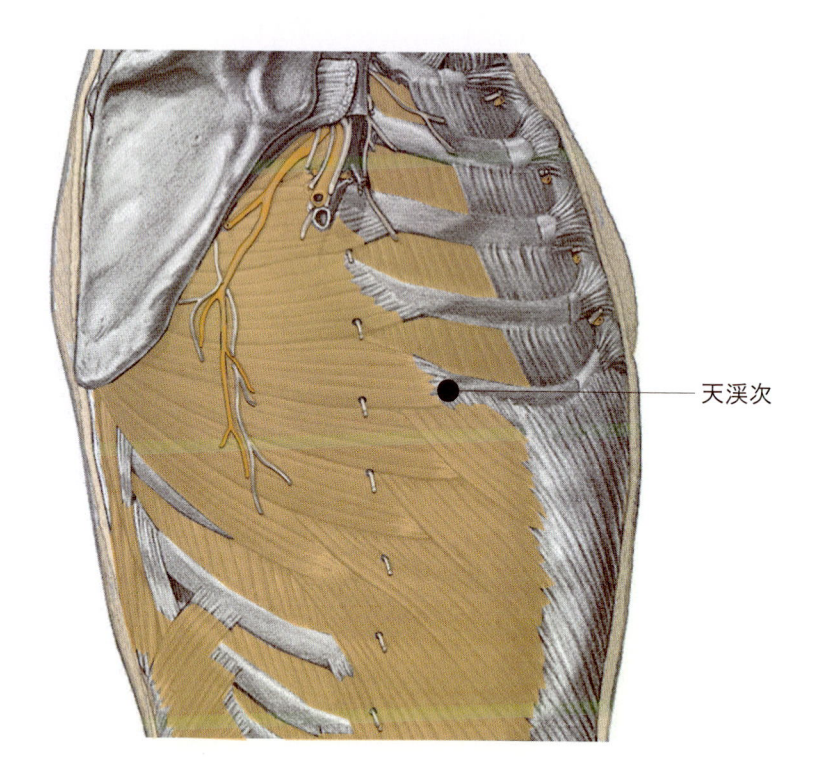

天渓次

位　　置：側胸部にあり，前鋸筋の第4肋骨の浅面附着部にあたる。
局所解剖：皮膚―皮下組織―胸筋膜―大胸筋―前鋸筋―第4肋骨。
　　　　　第4肋神経皮枝および筋枝が分布。深層は腹腔である。
主　　治：胸痛，胸悶，心悸，心前区の痛み。
注意事項：食竇次と同じ。
備　　考：足の少陽・太陽，手の三陰経筋の交会。

◇気戸次

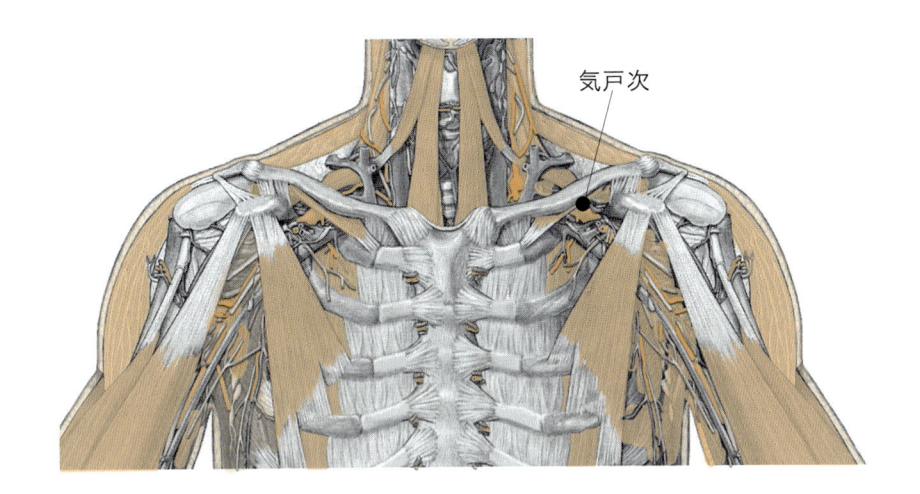

気戸次

気戸次

位　　置：胸部にあり，鎖骨の中～外に向けて3分の1の交点の鎖骨下縁部にあたる。
局所解剖：皮膚―皮下組織―胸筋膜―大胸筋―鎖骨下筋・烏口鎖骨靱帯・肋鎖靱帯。
　　　　　上鎖骨神経が分布。深層は下鎖骨動脈・胸腔である。
主　　治：胸痛，胸悶，息切れ，肩痛。
注意事項：（1）結筋点は下鎖骨筋の筋腹層にある。
　　　　　（2）恢刺法を行う際は，下鎖骨筋の筋腹方向に沿って横に移動し内側方向あるいは外側方向に行針する。
　　　　　（3）どのような針法でも下鎖骨筋を越えてはならない。その下にある下鎖骨動脈の損傷を防止し，胸腔に刺入してはならない。
備　　考：足の少陽・太陽，手の三陰経筋の交会。

◇欠盆次・気舎次・天突旁・天鼎次

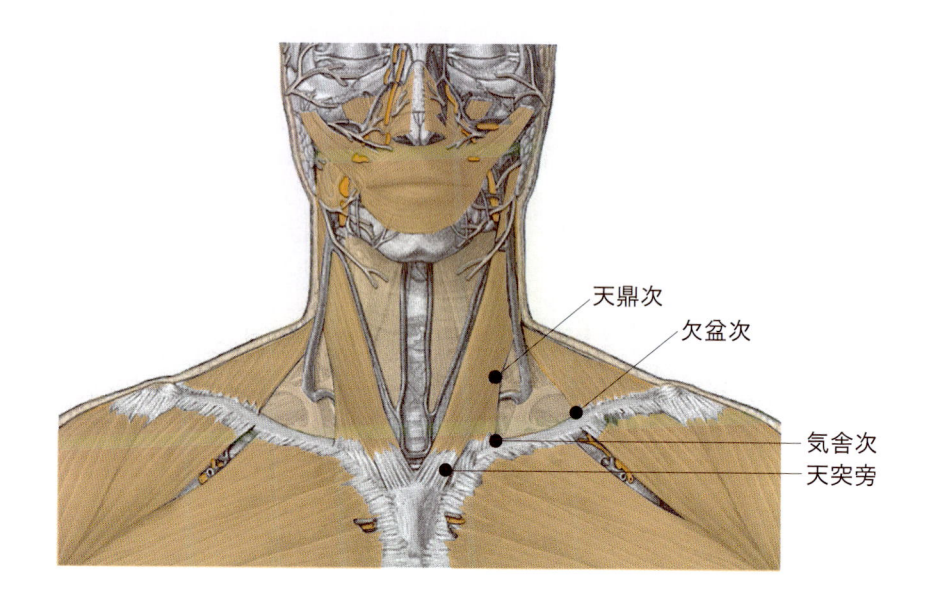

欠盆次

位　　置：頸部の鎖骨上窩内にあり，第1肋骨と斜角筋の結節部にあたる。
局所解剖：皮膚―皮下組織―頸筋膜―前斜角筋・腕神経叢・第1肋骨。
　　　　　上鎖骨神経が分布。深部は胸腔である。
主　　治：胸痛，頸肩部の痛み，胸悶，上肢のしびれ，無力感。
注意事項：（1）結筋点は第1肋骨と斜角筋の結節部にある。
　　　　　（2）毫針・火針などの治療法は胸腔に刺入を防ぐため禁じる。
　　　　　（3）治療法は推拿法が適しており，結筋点には強めの推拿や弾発法を行う。
備　　考：足の三陽・手の太陰経筋の交会。

気舎次

位　　置：頸部にあり，鎖骨の中線部，内側3分の1の交点部，鎖骨上縁・胸鎖乳突筋の鎖骨頭の止点部にあたる。
局所解剖：皮膚―皮下組織―広頸筋膜―胸鎖乳突筋の胸骨頭・胸骨体。
　　　　　上鎖骨神経が分布。深層は胸腔である。
主　　治：頸項部の痛み，頸項部のこわばり，胸悶，頭痛。
注意事項：（1）結筋点は胸鎖乳突筋の鎖骨頭上の止点部にある。
　　　　　（2）恢刺法を行う際は，胸鎖乳突筋の筋線維方向に沿って外側上方向に行針する。
　　　　　（3）どのような針法でも胸骨内縁を越えて深刺してはならない。胸腔に深刺してはならない。
備　　考：足の少陽と陽明経筋の交会。

天突旁

位　　置：頸根部にあり，胸骨の頸切痕部上縁の鎖骨端にあたる。
局所解剖：皮膚─皮下組織─広頸筋膜─胸鎖乳突筋の胸骨頭・胸骨体。
　　　　　上鎖骨神経が分布。深層は胸腔である。
主　　治：頸項部の痛み，胸悶，息切れ，梅核気。
注意事項：（1）結筋点は胸鎖乳突筋の鎖骨頭部の胸骨の止点部にある。
　　　　　（2）恢刺法を行う際は，胸骨頭の筋線維方向に沿って外側上方向に行針する。
　　　　　（3）どのような針法でも胸骨内縁を越えて深刺してはならない。胸腔に深刺してはならない。
備　　考：足の少陽と陽明経筋の交会。

天鼎次

位　　置：側頸部にあり，胸鎖乳突筋と胸骨頭と鎖骨頭の接続部にあたる。
局所解剖：皮膚─皮下組織─広頸筋膜─胸鎖乳突筋。
　　　　　上鎖骨神経・頸横神経が分布。深層は総頸動脈・総頸静脈である。
主　　治：頸項部の痛み，頭痛，斜頸。
注意事項：（1）結筋点は胸鎖乳突筋と胸骨頭と鎖骨頭の接続部にある。
　　　　　（2）恢刺法を行う際は，胸鎖乳突筋の筋線維方向に沿って上方向あるいは下方向に行針する。
　　　　　（3）どのような針法でも深面の総頸動脈・総頸静脈を損傷しないよう胸鎖乳突筋を越えて深刺してはならない。
備　　考：足の少陽と陽明経筋の交会。

◇天牖次・完骨次

天牖次

位　　置：頸部にあり，胸鎖乳突筋の後縁部中点上部3分の1の交点部にあたる。

局所解剖：皮膚—皮下組織—小後頭神経・頸横神経・大耳介神経・前頸皮神経—胸鎖乳突筋・副神経—頸神経叢（頸神経叢皮神経・膈神経枝）—中斜角筋・肩甲挙筋—頸絆（頸神経・舌下神経）。深層は頸動脈・静脈，交感神経頸髄にあたる。

主　　治：頸肩部の痛み，咽喉の異物感，上肢の冷痛，顔面の血管拡張，少汗，瞳孔縮小，眼瞼下垂，眼球内陥。

注意事項：（1）浅層の結筋点は皮下胸鎖乳突筋浅面にある。中層結筋点は胸鎖乳突筋の筋層にある。深層の結筋点は斜角筋浅面にある。
（2）恢刺法を行う際は，胸鎖乳突筋の筋線維方向に沿って上方向あるいは下方向に行針する。
（3）深層は総頸動脈・静脈であるため，深刺して血管を損傷しないようにする。深層の結筋点は理筋〔筋肉や靱帯などの軟部組織を整える〕推拿法治療が適している。

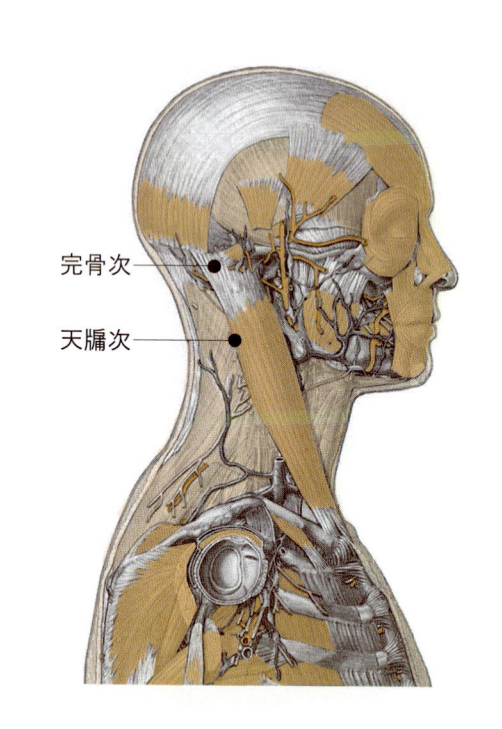

備　　考：足の少陽・太陽，手の少陽・太陽経筋の交会。

完骨次

位　　置：頭部にあり，耳後面の乳突の下縁部にあたる。

局所解剖：皮膚—皮下組織—胸鎖乳突筋・頭板状筋・頭最長筋—乳突。大耳介神経・小後頭神経が分布。深層は茎乳突孔・顔面神経にあたる。

主　　治：頸項部の痛み，頭痛，口渇，斜頸。

注意事項：（1）結筋点は枕骨の乳突部にあり，胸鎖乳突筋の起始部にある。
（2）恢刺法を行う際は，胸鎖乳突筋の筋線維方向に沿って内側下方向に行針する。
（3）消毒の際は散髪する。

備　　考：手の少陽・足の少陽・太陽経筋の交会。

足の少陽経筋　73

◇風池次・率谷次・承霊次・正営次・目窓次

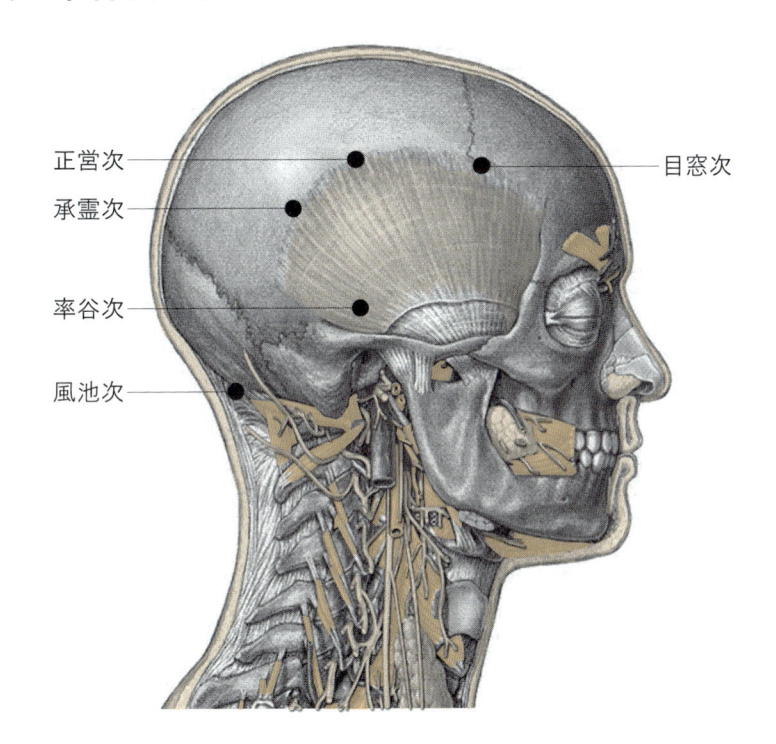

風池次

位　　置：後頭部にあり，後頭骨の上・下項線部の僧帽筋・椎枕筋の起始部にあたる。
局所解剖：皮膚—皮下組織—僧帽筋・大後頭神経・小後頭神経—頭板状筋・頭最長筋・頸板状筋—大小後頭直筋・上下頭斜筋・椎骨動脈—後頭骨。
主　　治：頭痛，頸項部のこわばりや痛み，頭暈，心悸，かすみ目。
注意事項：（1）結筋点は僧帽筋の椎骨部・後頭部の諸筋・脊柱起立筋の後頭骨の起始部にある。
　　　　　（2）恢刺法を行う際は，大後頭神経の走行方向の骨面に沿って上方向に行針する。
備　　考：手の少陽・足の少陽・太陽経筋の交会。

率谷次

位　　置：側頭部にあり，耳尖直前から上に指横1本分のところにある。
局所解剖：皮膚—皮下組織—側頭筋膜—上耳介筋・側頭筋。
　　　　　大後頭神経・耳介側頭神経が分布。深層は頭蓋骨である。
主　　治：偏頭痛，咀嚼痛，頸項部の痛み。
注意事項：（1）結筋点は側頭筋膜層にあり，上耳介筋・側頭筋の頭蓋縫合の隆起部にある。
　　　　　（2）恢刺法を行う際は，耳介側頭神経・耳介側頭動脈・耳介側頭静脈の走行方向に沿って上方向に行針する。
　　　　　（3）頭部は散髪して消毒すべきである。細針が適しており，抜針後1分間は指で

　　　　　　　　　押え，出血を防止する。
備　　考：手の少陽・足の少陽・太陽経筋の交会。

承霊次

位　　置：側頭部にあり，耳後乳突部の真上と上下側頭線の交点部にあたる。
局所解剖：皮膚—皮下組織—帽状筋膜—側頭筋—頭蓋骨の上下側頭線。
　　　　　大後頭神経・耳介側頭神経が分布。
主　　治：偏頭痛，頭暈。
注意事項：（1）結筋点は側頭筋膜・側頭筋の頭蓋骨の上下側頭線の起点部の交点にある。
　　　　　（2）恢刺法を行う際は，側頭筋の筋線維方向に沿って下方向に行針する。
　　　　　（3）細針が適しており，抜針後1分間は指で押える。
　　　　　（4）頭髪は剃り落して消毒する。
備　　考：手の少陽・足の少陽・太陽経筋の交会。

正営次

位　　置：側頭部にあり，耳尖真上と上下側頭線の起点部の交点にある。
局所解剖：皮膚—皮下組織—側頭筋膜—側頭筋—頭蓋骨の上下側頭線。
　　　　　大後頭神経・耳介側頭神経・眼窩上神経が分布。
主　　治：偏頭痛，頭暈。
注意事項：承霊次と同じ。
備　　考：手の少陽・足の少陽・太陽・陽明経筋の交会。

目窓次

位　　置：側頭部にあり，耳前部の頭髪の生え際の真上と上下側頭線の起点部の交点部にあたる。
局所解剖：皮膚—皮下組織—側頭筋膜—側頭筋—頭蓋骨の上下側頭線。
　　　　　眼窩上神経・耳介側頭神経が分布。
主　　治：偏頭痛，頭暈。
注意事項：承霊次と同じ。
備　　考：手の少陽・足の少陽・太陽・陽明経筋の交会。

足の陽明経筋

◇趾趾2－3・衝陽次・解渓次

趾趾2－3

位　　置：足指部にあり，第2・3趾の足指節間関節の背側面にあたる。
局所解剖：皮膚―皮下組織―皮下滑液包―足指節間の関節包。
主　　治：足指節間関節の痛み，足果の痛み。
注意事項：（1）結筋点は皮下滑液包にある。
　　　　　（2）恢刺法を行う際は，関節腔内に深刺してはならない。

衝陽次

位　　置：足背部にあり，距舟関節と舟楔関節部にあたる。
局所解剖：皮膚―皮下組織―指伸筋の腱・距舟靱帯・舟楔靱帯―足根骨間関節。
　　　　　足背皮神経が分布。
主　　治：足果の痛み，足指の痛み。
注意事項：（1）結筋点の病巣点は距舟・舟楔靱帯層あるいは足根骨間筋の腱鞘層にある。
　　　　　（2）恢刺法を行う際は，足背動脈の方向に沿って上方向あるいは下方向に行針する。
　　　　　（3）刺針する前に足背動脈の位置を明確にし，針が当たらないよう回避する。

解渓次

位　　置：足首関節の横紋上にあり，長伸筋の腱・長指伸筋の腱と踝前の伸筋支帯の交差する部位にあたる。
局所解剖：皮膚―皮下組織―伸筋上下支帯―長伸筋の腱鞘・長指伸筋の腱鞘―長伸筋の腱・長指伸筋の腱―脛骨・距骨。
　　　　　足背皮神経・深腓骨神経が分布。
主　　治：足首関節の痛み，足指の痛み，下腿部の痛み，膝関節の痛み。
注意事項：（1）結筋点は伸筋支帯と長伸筋の腱・長指伸筋の腱鞘層にある。
　　　　　（2）恢刺法を行う際は，長伸筋の腱・長指伸筋の腱の方向に沿って上方向あるいは下方向に行針する。
備　　考：足の陽明・少陽・太陰経筋の交会。

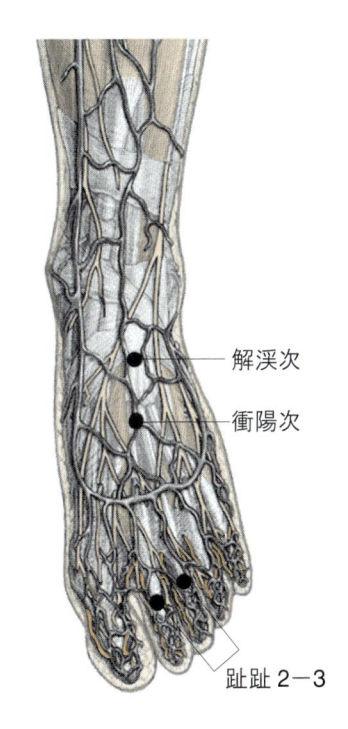

◇豊隆次

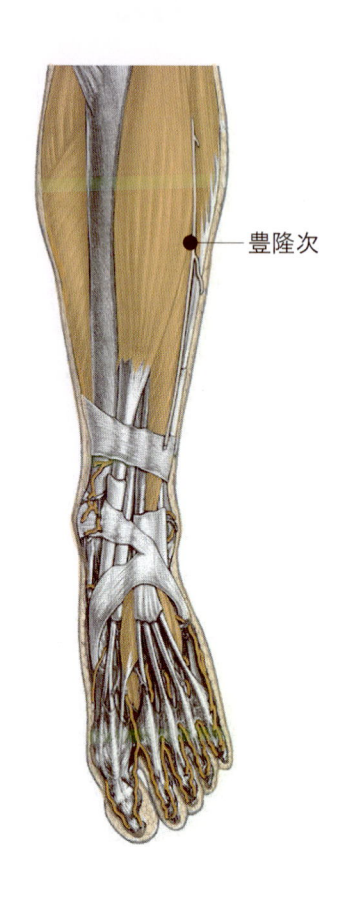

豊隆次

- 位　　置：下腿部の前面中間部にあり，長指伸筋の起点部にあたる。
- 局所解剖：皮膚―皮下組織―下腿筋膜―長・短腓骨筋―長伸筋・長指伸筋―腓骨。
  外側腓腹皮神経・深腓骨神経が分布。深層には脛骨神経・脛骨動脈・脛骨静脈がある。
- 主　　治：下腿部の痛み，足首関節の痛み，足指の痛み，膝関節の痛み，下肢の無力感。
- 注意事項：（1）結筋点は下腿筋膜と長伸筋・長指伸筋間の腱膜部にある。
  （2）恢刺法を行う際は，筋線維方向に沿って上方向あるいは下方向に行針する。
  （3）深部の脛骨神経・脛骨動脈・脛骨静脈を損傷しないよう深刺してはならない。
- 備　　考：足の陽明・少陽・太陰経筋の交会。

◇足三里次

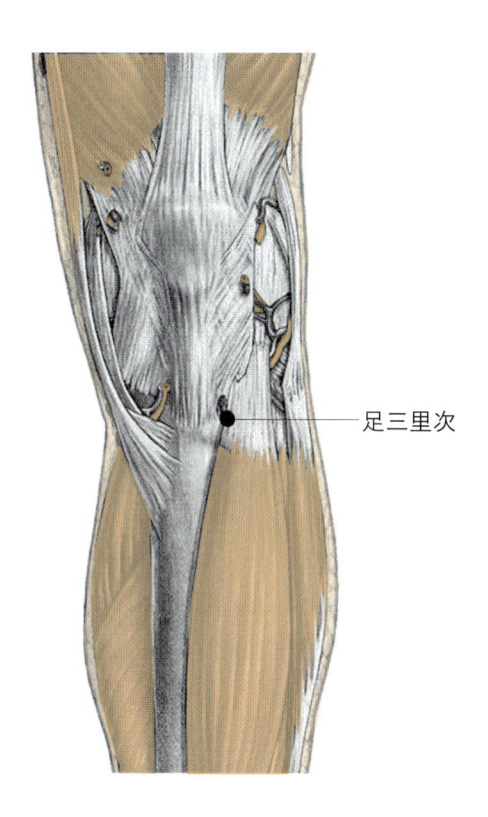

足三里次

位　　置：下腿前面にあり，脛骨外側果前の脛骨筋の起点部にある。
局所解剖：皮膚―皮下組織―下腿筋膜―前脛骨筋―脛骨。
　　　　　外側腓腹皮神経が分布。深層は前脛骨動脈・前脛骨静脈およびその属枝である。
主　　治：下腿部の痛み，膝関節の痛み，下肢の無力感。
注意事項：（1）結筋点は下腿筋膜層，あるいは前脛骨筋・長指伸筋の脛骨起点部にある。
　　　　　（2）恢刺法を行う際は，前脛骨筋の方向に沿って上方向あるいは下方向に行針する。
備　　考：足の陽明・少陽経筋の交会。

◇脛骨結節・膝蓋下

脛骨結節

位　　置：下腿前面にあり，脛骨結節の上縁部にある。
局所解剖：皮膚—皮下組織—下腿筋膜—皮下滑液包—膝蓋靱帯—膝蓋靱帯下滑液包—脛骨。
　　　　　腓腹皮神経・伏在神経が分布。
主　　治：下腿部の痛み，膝関節の痛み。
注意事項：（1）浅層の結筋点は皮下滑液包にあり，深層の結筋点は腱下の滑液包，あるいは膝蓋腱の止点部にある。
　　　　　（2）恢刺法を行う際は，膝蓋靱帯付近に沿って刺針する場合，膝蓋靱帯を損傷しやすいため，膝蓋靱帯の線維方向に沿って上方向に行針する。
備　　考：足の陽明・少陽経筋の交会。

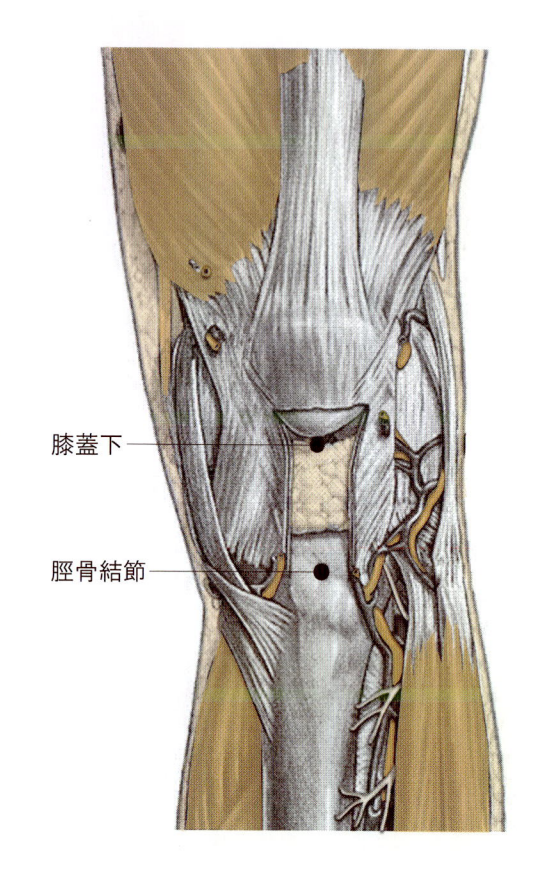

膝蓋下

位　　置：膝蓋骨下縁にあり，膝蓋部側の膝関節面にある。
局所解剖：皮膚—皮下筋膜—皮下滑液包—膝蓋靱帯—膝蓋靱帯下滑液包—膝脂体。
　　　　　腓腹皮神経・股関節皮枝・伏在神経皮枝が分布。深層は膝関節の関節包である。
主　　治：膝関節の痛み，膝窩部の痛み，下腿部の痛み，踝の痛み，足踵の痛み。
注意事項：（1）浅層の結筋点は膝蓋靱帯下縁の皮下滑液包にある。深層の結筋点は膝蓋靱帯下滑液包・膝脂体と膝関節面の連結部にある。
　　　　　（2）恢刺法を行う際は，皮下滑液包部の結筋点は上方向あるいは下方向に行針する。深層の結筋点は膝蓋靱帯外縁に沿って刺針し，膝蓋靱帯を損傷しないようにする。膝脂体の結筋点に恢刺法を行う際は，膝蓋靱帯内側下縁に向けて縦方向に行針する。
　　　　　（3）関節腔に誤入しないよう深刺してはならない。
備　　考：足の陽明・太陽・少陽経筋の交会。

足の陽明経筋　79

◇膝蓋上・脛骨外果棘・膝蓋外下・膝蓋外・膝蓋外上・
　脛骨内果棘・膝蓋内下・膝蓋内・膝蓋内上

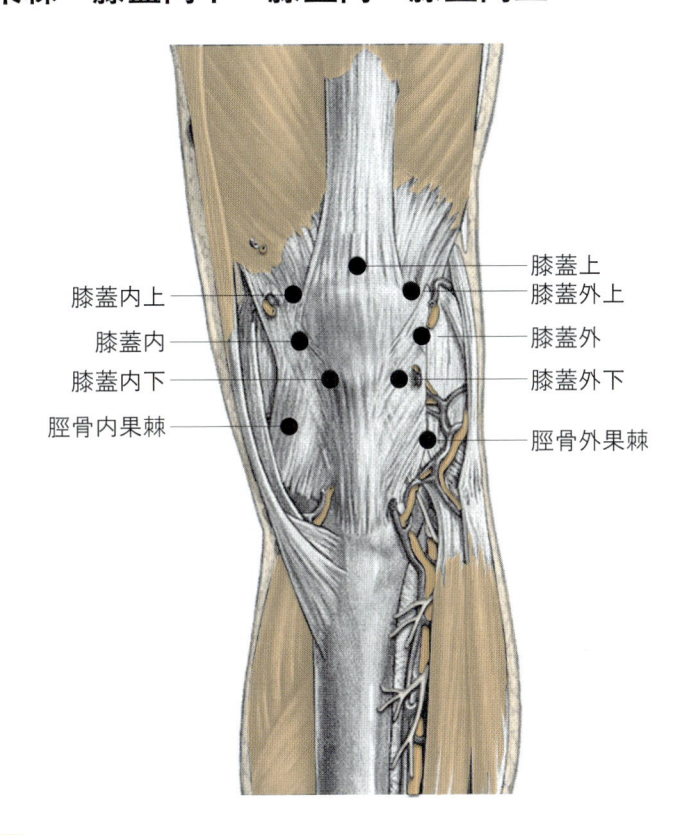

膝蓋上

位　　置：膝部にあり，膝蓋骨の前頂部にある。
局所解剖：皮膚—皮下組織—膝筋膜—上膝蓋滑液包—膝蓋靱帯。
　　　　　大腿神経皮枝・伏在神経が分布。深層は膝蓋骨である。
主　　治：膝関節の痛み。
注意事項：（1）結筋点は上膝蓋滑液包にある。
　　　　　（2）恢刺法を行う際は，膝蓋靱帯方向に沿って上方向あるいは下方向に行針する。
備　　考：足の陽明・太陽・少陽経筋の交会。

脛骨外果棘

位　　置：膝部にあり，脛骨外前果の凸部の最高点にあたる。
局所解剖：皮膚—皮下組織—膝筋膜—膝外側副支帯の止点—脛骨。
　　　　　大腿神経皮枝が分布。
主　　治：膝関節の痛み，下肢の無力感，足踵の痛み，股関節の痛み。
注意事項：（1）結筋点は膝筋膜と膝外側副支帯の止点部にある。

　　　　　　（2）恢刺法を行う際は，膝外副支帯の線維方向に沿って内側上方向あるいは外側下
　　　　　　　　方向に行針する。
備　　考：足の三陽経筋の交会。

膝蓋外下

位　　置：膝部にあり，膝蓋骨外側下縁部にあたる。
局所解剖：皮膚―皮下組織―膝筋膜―膝外側副支帯・膝関節の関節包滑膜ヒダ。
　　　　　大腿神経皮枝が分布。深層内側は膝関節の関節包である。
主　　治：膝関節の痛み，下腿部の痛み，足首関節の痛み，足踵の痛み。
注意事項：（1）結筋点は膝外側副支帯の起点部にある。
　　　　　（2）恢刺法を行う際は，膝外側副支帯の線維方向に沿って外側下方向に行針する。
　　　　　（3）関節包の損傷や膝関節への刺入を防ぐために内側に向けて深刺してはならない。
備　　考：足の三陽経筋の交会。

膝蓋外

位　　置：膝部にあり，膝蓋骨の外縁中点にあたる。
局所解剖：皮膚―皮下組織―膝筋膜―外大腿筋の腱膜―膝関節の関節包滑膜ヒダ。
　　　　　大腿神経皮枝・膝部の周囲血管が分布。
主　　治：膝関節の痛み，足首関節の痛み，足踵の痛み。
注意事項：（1）結筋点は膝筋膜・外大腿筋の腱膜の膝神経・血管の豊富な区域にある。
　　　　　（2）恢刺法を行う際は，神経・血管の走行方向に沿って外側方向に行針する。
備　　考：足の三陽経筋の交会。

膝蓋外上

位　　置：膝部にあり，膝蓋骨の外縁上部にあたる。
局所解剖：皮膚―皮下組織―膝筋膜―外側大腿筋の腱膜。
　　　　　大腿神経皮枝が分布。深層は大腿骨である。内側は膝関節の関節包である。
主　　治：膝関節の痛み。
注意事項：（1）結筋点は膝筋膜・外側大腿筋の腱膜にある。
　　　　　（2）恢刺法を行う際は，外側大腿筋の筋線維方向に沿って外側上方向に行針する。
　　　　　　　関節包の損傷を防止するため内側に向けて行針してはならない。
備　　考：足の三陽経筋の交会。

脛骨内果棘

位　　置：膝部にあり，脛骨内上部前の内側の隆起部にあたる。
局所解剖：皮膚―皮下組織―下腿筋膜―内側膝蓋支帯の止点―脛骨内上果。

　　　　　　　伏在神経・下腿内側皮神経が分布。
主　　治：膝関節の痛み，鼠径部の痛み，下腿および足果の痛み，足踵の痛み。
注意事項：（1）結筋点は内側膝蓋支帯の止点部にある。
　　　　　（2）恢刺法を行う際は，内側膝蓋支帯の方向に沿って内側下方向あるいは外側上方
　　　　　　　向に行針する。
備　　考：足の陽明・太陰経筋の交会。

膝蓋内

位　　置：膝蓋骨内側縁の中点にある。
局所解剖：皮膚—皮下組織—膝筋膜—膝内側血管区—膝関節の関節包。
　　　　　伏在神経膝枝が分布。深層は膝関節である。
主　　治：膝痛，股関節の痛み，下腿部および踝部の痛み，足踵の痛み。
注意事項：（1）結筋点は膝内側縁の血管区部にある。
　　　　　（2）恢刺法を行う際は，内側横方向に行針する。
　　　　　（3）関節包への刺入を防ぐため外側方向に深刺してはならない。
備　　考：足の陽明・太陰経筋の交会。

膝蓋内上

位　　置：膝部にあり，膝蓋骨の内側縁上部にあたる。
局所解剖：皮膚—皮下組織—膝筋膜—大腿内側筋の腱。
　　　　　伏在神経膝枝が分布。深層は膝関節である。
主　　治：膝痛，股関節の痛み，下腿部および踝部の痛み，足踵の痛み。
注意事項：（1）結筋点は膝蓋骨内側上縁部にある。
　　　　　（2）恢刺法を行う際は，大腿内側筋の筋線維方向に沿って内側上方向に行針する。
　　　　　（3）膝関節腔への刺入を防ぐため外側下方向に深刺してはならない。
備　　考：足の陽明・太陰経筋の交会。

◇鶴頂次

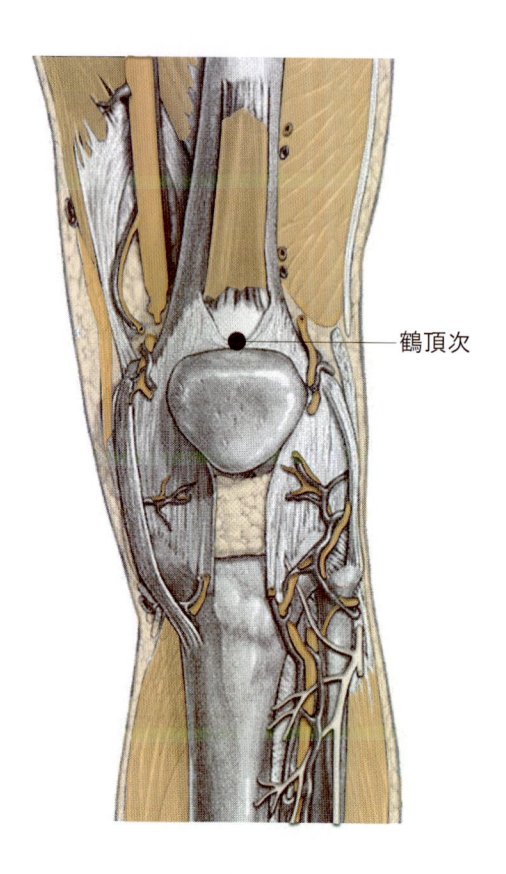

鶴頂次

位　　置：膝部にあり，膝蓋骨の上縁部にあたる。

局所解剖：皮膚―皮下組織―大腿筋膜―大腿直筋の腱・大腿中間広筋・腱下の脂肪層―大腿骨。大腿神経皮枝・筋枝が分布。

主　　治：膝関節の痛み，股関節の痛み，腰痛，下肢の麻痺，下肢の無力感。

注意事項：（1）結筋点は大腿直筋と大腿中間広筋，および腱下の脂肪層にある。
　　　　　（2）恢刺法を行う際は，大腿直筋や大腿中間広筋の筋線維方向に沿って上方向に行針する。

備　　考：足の三陽経筋の交会。

◇伏兔次・関兎次

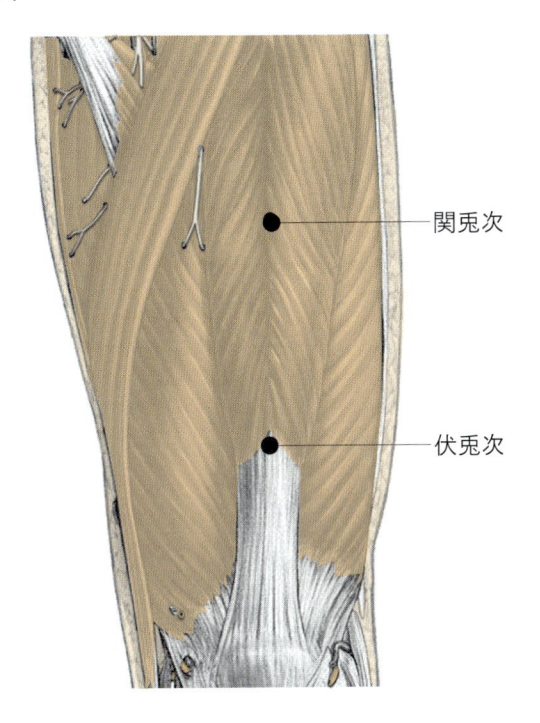

伏兔次

位　　置：大腿部の前側面にあり，大腿直筋の腱の起始部にあたる。
局所解剖：皮膚―皮下組織―大腿筋膜―大腿直筋の筋線維と筋腱の接続部―大腿中間広筋―大腿骨。
　　　　　大腿神経皮枝・筋枝・外側大腿皮神経が分布。深部の内側は大腿神経・大腿動脈・大腿静脈が通っている。
主　　治：大腿部の痛み，膝痛，股関節の痛み，下腹部の痛み。
注意事項：（1）結筋点は大腿筋膜と大腿直筋の腱の起始部にある。
　　　　　（2）恢刺法を行う際は，大腿直筋の筋線維方向に沿って上方向に行針する。
　　　　　（3）大腿神経とその血管の損傷を防ぐため内側方向に深刺してはならない。
備　　考：足の陽明と太陰経筋の交会。

関兎次

位　　置：大腿前部の中間点で大腿直筋と外大腿筋の間にある。
局所解剖：皮膚―皮下組織―大腿筋膜―大腿直筋・外大腿筋およびその間の深筋膜。
主　　治：大腿部の痛み，下肢の無力感，下肢の麻痺，膝痛，股関節の痛み。
注意事項：（1）結筋病巣点は大腿筋膜と大腿直筋・外大腿筋およびその間の深筋膜にある。
　　　　　（2）恢刺法を行う際は，大腿直筋・外大腿筋の筋線維方向に沿って上方向あるいは下方向に行針する。
備　　考：足の陽明と太陰経筋の交会。

◇髀関下

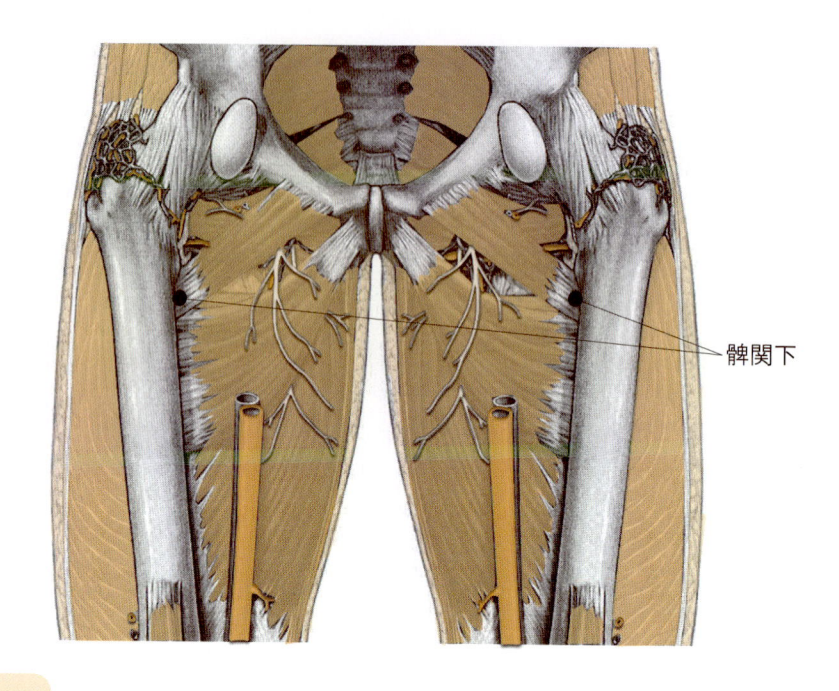

髀関下

位　　置：大腿前部の上方にあり，大腿骨の小転子下縁部にあたる。
局所解剖：皮膚―皮下組織―大腿筋膜―筋直筋・縫工筋の間隙―恥骨筋―恥骨筋の腱下の滑液包―大腿骨恥骨筋線。
　　　　　外側大腿皮神経・大腿神経皮枝が分布。
主　　治：大腿部の痛み，恥骨・陰部の痛み，大腿を外転した際の痛み，少腹部の痛み。
注意事項：（1）浅層の結筋点は大腿筋膜層にある。深層の結筋点は恥骨筋滑液包および恥骨筋の止点部にある。
　　　　　（2）恢刺法を行う際は，浅層の結筋点には大腿直筋の方向に沿って下方向に行針する。深層の結筋点には恥骨筋の方向に沿って内側上方向に行針する。ただし大腿神経・大腿動脈・大腿静脈を損傷しないよう，行針幅は小さくし，大腿直筋や縫工筋層に入れたり，内側方向に横行しないようにする。
備　　考：足の陽明と太陰経筋の交会。

◇維道次・気衝次・陰廉次

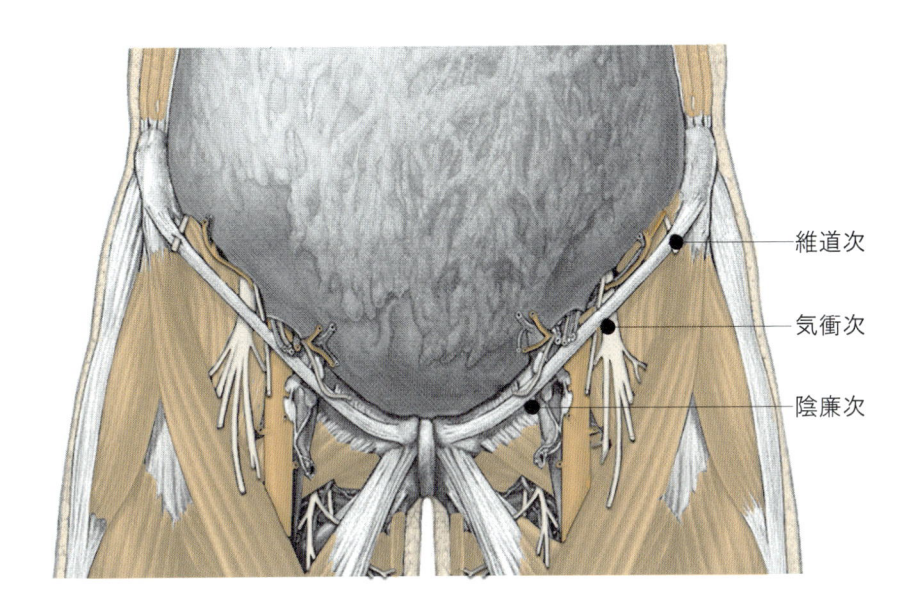

維道次

位　　置：鼠径靱帯部にあり，下前腸骨棘部にあたる。
局所解剖：皮膚―皮下組織―大腿筋膜―鼠径靱帯―腸腰筋―大腿直筋の起点―大腿直筋の腱下の滑液包・腸恥包―下前腸骨棘。
　　　　　腸骨鼠径神経枝が分布。その内側は大腿神経と大腿動脈・大腿静脈である。
主　　治：大腿部の痛み，下肢の麻痺，下肢の無力感，下肢の冷痛，少腹部の痛み。
注意事項：（1）浅層の結筋点は大腿筋膜と鼠径靱帯下・腸腰筋の筋束中にある。深層の結筋点は下前腸骨棘上の大腿直筋腱下滑液包・腸恥包部にある。
　　　　　（2）恢刺法を行う際は，浅層の結筋点には腸腰筋の方向に沿って下方向に行針する。深層の結筋点には大腿直筋の方向に沿ってやや内側下方向に行針する。
　　　　　（3）腹腔への誤入や，大腿神経・大腿動脈・大腿静脈の損傷を防ぐため，上方向あるいは内側方向に行針してはならない。
備　　考：足の陽明と太陰経筋の交会。

気衝次

位　　置：鼠径部にあり，鼠径靱帯中点の大腿動脈外側縁部にあたる。
局所解剖：皮膚―皮下組織―腹筋膜―鼠径靱帯―大腰筋・大腿神経・大腿動脈・大腿静脈―腸骨。
　　　　　腸骨鼠径神経が分布。
主　　治：下肢の麻痺，下肢の無力感，鼠径部の痛み，腰痛，腰腹部の痛み，下肢の痛み，膝関節の痛み，大腿四頭筋の委縮。
注意事項：（1）結節点は鼠径筋腔隙中にある。

　　　　　（2）恢刺法を行う際は，大腿神経の走行方向に沿って下方向に行針する。大腿動脈・大腿静脈を開かないように内側方向に刺針してはならない。また腹腔に刺入しないよう，深刺したり上方向に刺入したりしてはならない。
　　　　　（3）股関節腔への刺入を防ぐため外方向に深刺してはならない。
備　　考：足の陽明・太陰経筋の交会。

陰廉次

位　　置：大腿部内側にあり，恥骨上枝の恥骨櫛部にあたる。
局所解剖：皮膚―皮下組織―大腿筋膜―恥骨筋―恥骨上枝・恥骨櫛。
　　　　　腸骨鼠径神経・閉鎖神経が分布。深層は閉鎖孔・小腹腔である。
主　　治：大腿部の痛み，陰部の痛み，大腿を外転した際の痛み，少腹部の痛み，月経痛。
注意事項：（1）結節点は恥骨筋の恥骨上枝の起点部にある。
　　　　　（2）恢刺法を行う際は，恥骨筋の筋線維方向に沿って外側下方向に行針する。
　　　　　（3）腹腔への刺入を防止し，神経や臓器の損傷を防ぐため深刺してはならない。
備　　考：足の陽明・太陰・厥陰・少陰経筋の交会。

◇曲骨次

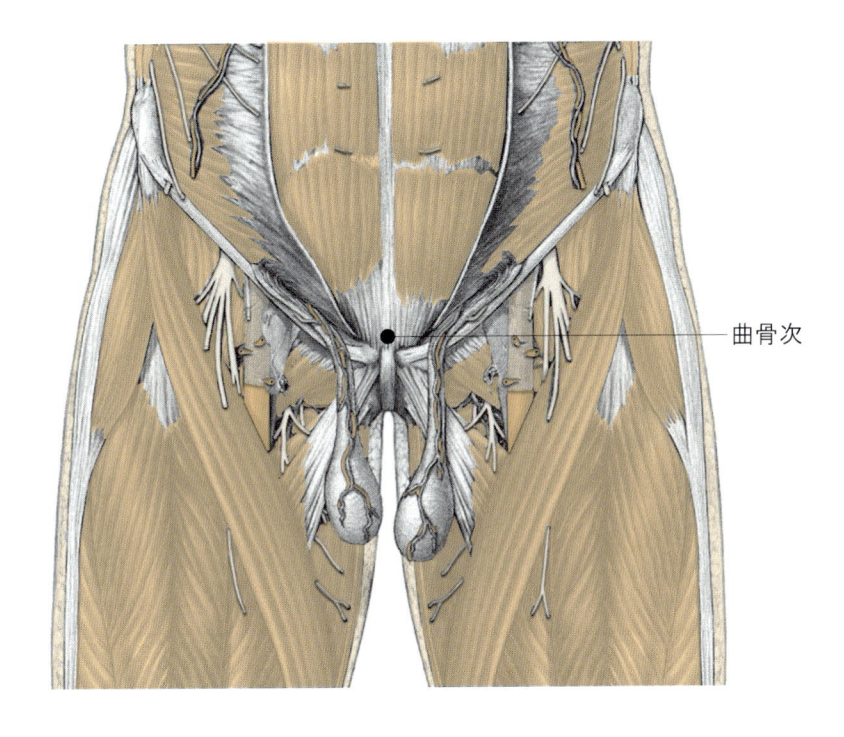

曲骨次

位　　置：下腹部にあり，恥骨結合上縁の中点にあたる。
局所解剖：皮膚―皮下組織―腹筋膜―腹白線・腹直筋の腱膜。
　　　　　第12胸椎神経皮枝・腸骨下腹神経が分布。深層は腹腔である。
主　　治：下肢の痛み，下腹部の痛み。
注意事項：（1）結筋点は腹直筋結合腱・恥骨結合の起点部の腹白線にある。
　　　　　（2）恢刺法を行う際は，前正中線に沿って上方向に行針する。
　　　　　（3）腹腔に刺入して内臓に損傷しないように深刺してはならない。
備　　考：足の陽明・太陰・厥陰・少陰経筋の交会。

◇中極次・関元次・気海次・神闕次

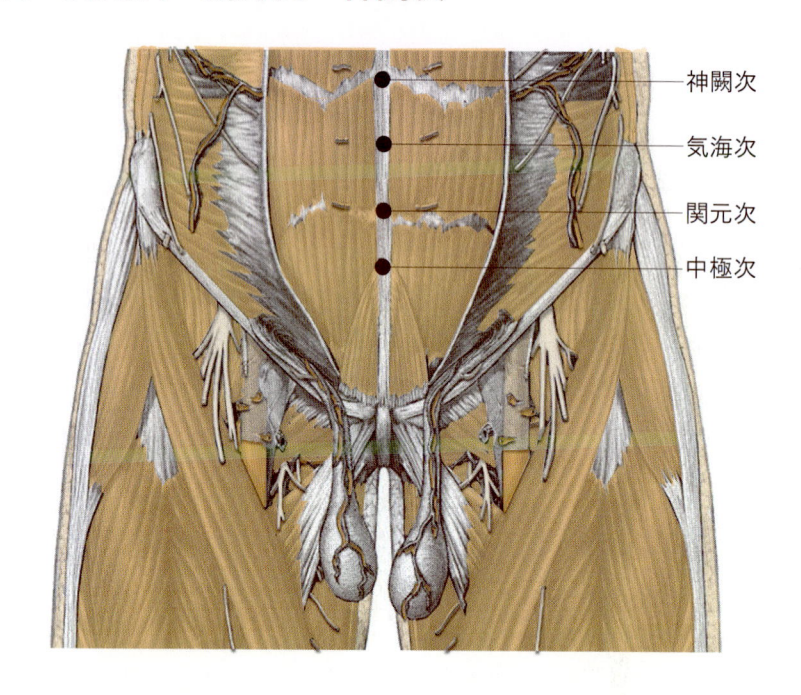

神闕次
気海次
関元次
中極次

中極次

位　　置：下腹部の正中線上にあり，錐体筋の止点部にあたる。
局所解剖：皮膚―皮下組織―腹白線・錐体筋。
　　　　　胸神経皮枝・腸骨下腹神経分枝が分布。深層は腹腔である。
主　　治：下腹部の痛み。
注意事項：（1）結筋点は腹白線上の錐体筋の止点部にある。
　　　　　（2）恢刺法を行う際は，腹白線に沿って上方向あるいは下方向に行針する。
　　　　　（3）内臓の損傷を起こす腹腔内の刺入を避けるため深刺してはならない。

関元次

位　　置：下腹部の正中線上にあり，腹白線と弓状線の交点部にあたる。
局所解剖：皮膚―皮下組織―腹白線・弓状線。
　　　　　胸神経皮枝が分布。深層は腹腔である。
主　　治：下腹部の痛み。
注意事項：（1）結筋点は腹白線と弓状線の交点部の薄弱区域にある。
　　　　　（2）恢刺法を行う際は，腹白線に沿って上方向あるいは下方向に行針する。
　　　　　（3）内臓の損傷と腹腔内の刺入を避けるため深刺してはならない。
備　　考：足の陽明・太陰・厥陰・少陰経筋の交会。

気海次

位　　置：下腹部の正中線上にあり，臍下の腹横紋部にあたる。
局所解剖：皮膚─皮下組織─腹白線。
　　　　　第10胸椎の脊髄神経皮枝が分布。深層は腹腔である。
主　　治：下腹部の痛み。
注意事項：（1）結筋点は皮下浅筋膜，あるいは腹白線層にある。
　　　　　（2）恢刺法を行う際は，腹白線に沿って上方向あるいは下方向に行針する。
　　　　　（3）腹腔内への刺入を避けるため深刺してはならない。

神闕次

位　　置：下腹部の正中線上にあり，臍中部にあたる。
局所解剖：皮膚─皮下組織─結合組織─腹膜。
　　　　　第10胸椎の脊髄神経皮枝が分布。深層は腹腔である。
主　　治：腹痛。
注意事項：（1）結筋点は臍窩内にある。
　　　　　（2）どのような針法も行ってはならない。
　　　　　（3）臍ヘルニアのある者は，推拿法によって突出部位を元の位置に戻すことが大切である。

◇下脘次・建里次・中脘次・上脘次・巨闕次・鳩尾次

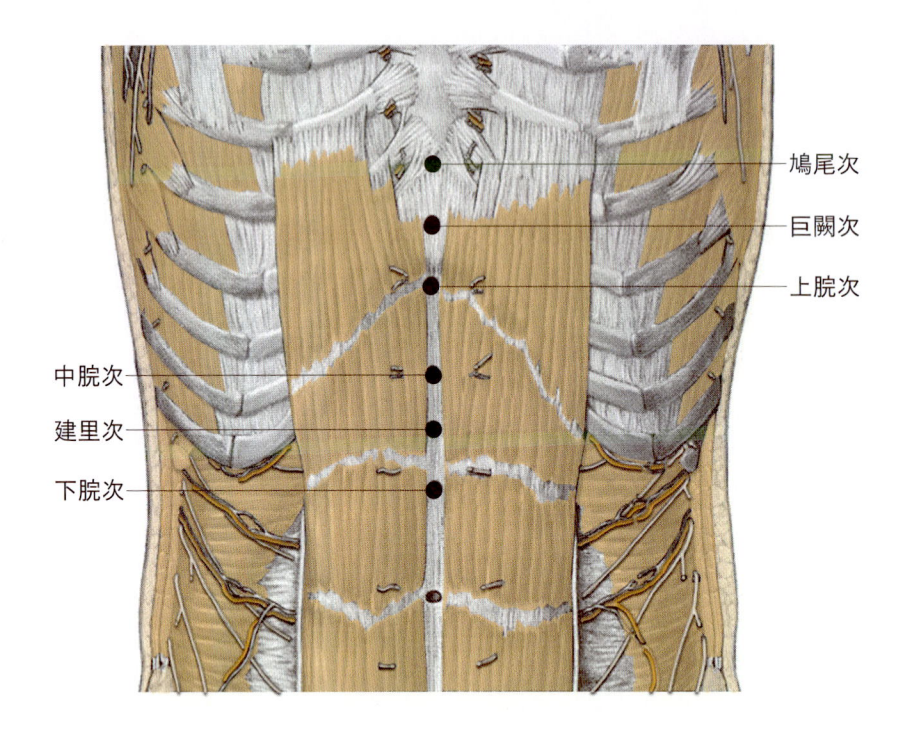

下脘次

位　　置：腹部正中線上にあり，腹直筋下腱画の水平部位にあたる。
局所解剖：皮膚―皮下組織―腹白線―腹膜。
　　　　　第9胸椎の脊髄神経皮枝が分布。深部は腹腔である。
主　　治：腹痛。
注意事項：（1）結筋点は腹白線層あるいは浅筋膜層にある。
　　　　　（2）恢刺法を行う際は，腹白線に沿って上方向あるいは下方向に行針する。
　　　　　（3）腹腔内への刺入を避けるため深刺してはならない。
備　　考：足の三陽・足の三陰・手の少陰経筋の交会。

建里次

位　　置：中腹部の前正中線上にあり，腹直筋中腱画の水平部位にあたる。
局所解剖：皮膚―皮下組織―腹白線―腹膜。
　　　　　第8胸椎の脊髄神経皮枝が分布。深部は腹腔である。
主　　治：腹痛。
注意事項：（1）結筋点は浅筋膜層あるいは腹白線層にある。
　　　　　（2）恢刺法を行う際は，腹白線に沿って上方向あるいは下方向に行針する。
　　　　　（3）腹腔内への刺入を避けるため深刺してはならない。

足の陽明経筋　　91

備　　考：足の三陽・足の三陰・手の少陰経筋の交会。

中脘次

位　　置：上腹部の前正中線上にあり，腹直筋上腱画の水平部位にあたる。
局所解剖：皮膚―皮下組織―腹白線―腹膜。
　　　　　第8胸椎の脊髄神経皮枝が分布。深部は腹腔である。
主　　治：腹痛。
注意事項：（1）結筋点は皮下浅筋膜層あるいは腹白線層にある。
　　　　　（2）恢刺法を行う際は，腹白線に沿って上方向あるいは下方向に行針する。
　　　　　（3）どのような針法でも深刺してはならず，腹腔内へ刺入しないように注意する。
備　　考：足の三陽・足の三陰・手の少陰経筋の交会。

上脘次

位　　置：上腹部の前正中線上にあり，腹直筋上腱画の水平部位にあたる。
局所解剖：皮膚―皮下組織―腹白線―腹膜。
　　　　　第7胸椎脊髄神経皮枝が分布。深部は腹腔である。
主　　治：腹痛。
注意事項：（1）結筋点は皮下浅筋膜層あるいは腹白線層にある。
　　　　　（2）恢刺法を行う際は，腹白線に沿って上方向あるいは下方向に行針する。
　　　　　（3）どのような針法でも深刺してはならず，腹腔内へ刺入しないよう注意する。
備　　考：足の三陽・足の三陰・手の少陰経筋の交会。

巨闕次

位　　置：上腹部の前正中線上にあり，上脘次と鳩尾次の間にあたる。
局所解剖：皮膚―皮下組織―腹白線―腹膜。
　　　　　第7胸椎の脊髄神経皮枝が分布。深部は腹腔である。
主　　治：腹痛，胸痛。
注意事項：（1）結筋点は皮下浅筋膜層あるいは腹白線層にある。
　　　　　（2）恢刺法を行う際は，腹白線に沿って上方向あるいは下方向に行針する。
　　　　　（3）どのような針法でも深刺してはならず，腹腔内へ刺入しないよう注意する。
備　　考：足の三陽・足の三陰・手の少陰経筋の交会。

鳩尾次

位　　置：上腹部の前正中線上にあり，剣状突起の頂端部にあたる。
局所解剖：皮膚―皮下組織―腹白線―腹膜。
　　　　　第6胸椎の脊髄神経皮枝が分布。深部は腹腔である。

主　　治：胸腹部の痛み，心前区の痛み，心悸。
注意事項：（1）結筋点は剣状突起の頂端部にある。
　　　　　（2）恢刺法を行う部位は，腹直筋と剣状突起の表面間で操作を行う。
　　　　　（3）剣状突起の前部では腹腔に刺入して肝脾の損傷を防止するため深刺してはならない。
備　　考：足の陽明・足の三陰・手の三陰経筋の交会。

◇帰来次・水道次・大巨次

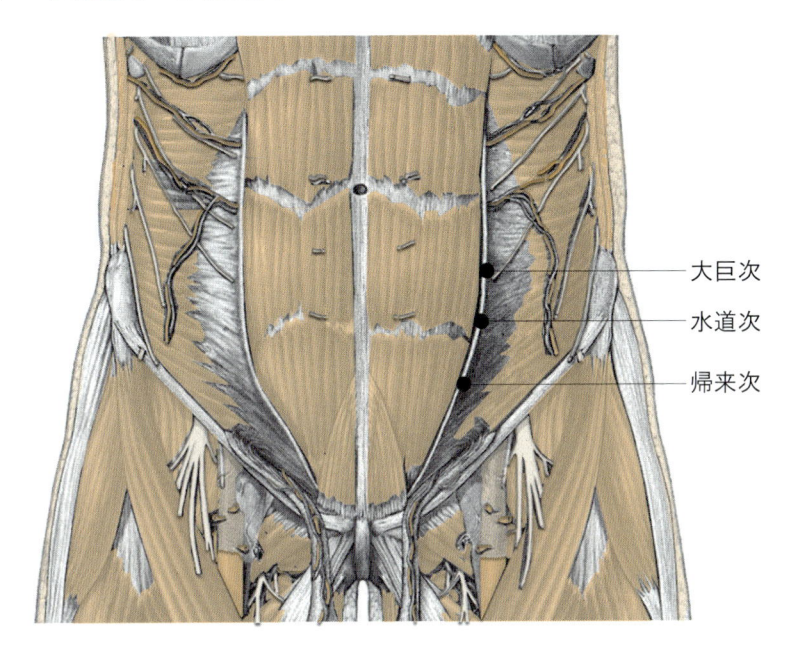

大巨次
水道次
帰来次

帰来次

位　　置：下腹部にあり，腹直筋外縁部の錐体筋の止点と平行の部位にあたる。
局所解剖：皮膚―皮下組織―腹直筋鞘・外腹斜筋の腱膜・内腹斜筋の腱膜・腹横筋筋膜―腹膜。
　　　　　第11胸椎の脊髄神経前皮枝・腸骨下腹神経が分布。深部は腹腔である。
主　　治：腹痛，月経不調。
注意事項：（1）結筋点は腹直筋鞘と外腹斜筋の接続部にある。
　　　　　（2）恢刺法を行う際は，外腹斜筋の筋線維方向に外側上方向に行針する。
　　　　　（3）腹腔に刺入しないよう深刺してはならない。
備　　考：足の陽明・少陽・太陰経筋の交会。

水道次

位　　置：下腹部の弓状線と腹直筋の外側縁の交点部にあたる。
局所解剖：皮膚―皮下組織―腹直筋鞘膜・外腹斜筋の腱膜・内腹斜筋の腱膜・腹横筋筋膜―腹膜。
　　　　　第11胸椎の脊髄神経前皮枝が分布。深部は腹腔である。
主　　治：腹痛，月経不調。
注意事項：帰来次と同じ。
備　　考：帰来次と同じ。

大巨次

位　　置：下腹部にあり，腹直筋外縁部の臍下弓状線の平行部にあたる。
局所解剖：皮膚―皮下組織―腹直筋鞘・外腹斜筋の腱膜・内腹斜筋の腱膜・腹横筋筋膜―腹膜。
　　　　　第10胸椎の脊髄神経前皮枝が分布。深部は腹腔である。
主　　治：腹痛。
注意事項：帰来次と同じ。
備　　考：帰来次と同じ。

足の陽明経筋

◇梁門次・幽門次

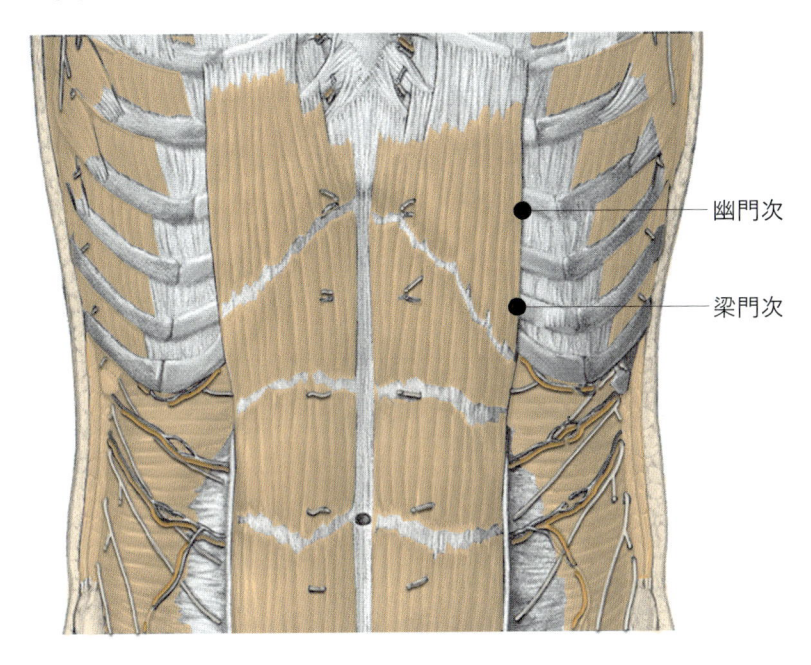

幽門次
梁門次

梁門次

位　　置：上腹部にあり，腹直筋外側縁部の腱画の平行部にあたる。
局所解剖：皮膚—皮下組織—腹直筋鞘・外腹斜筋の腱膜—肋骨結節。
　　　　　第7胸椎の脊髄神経前皮枝・第7胸骨の肋間神経が分布。深部は腹腔である。
主　　治：腹痛，胸痛，心前区の痛み。
注意事項：（1）結筋点は腹直筋鞘と外腹斜筋の接続部にある。
　　　　　（2）恢刺法を行う際は，外腹斜筋の筋線維方向に沿って外側上方向に行針する。
　　　　　（3）腹腔に刺入しないように深刺してはならない。
備　　考：足の陽明・少陽・太陰・手の三陰経筋の交会。

幽門次

位　　置：上腹部にあり，腹直筋の筋腹と肋骨結節部にある。
局所解剖：皮膚—皮下組織—腹直筋—肋骨結節。
　　　　　第7胸椎の脊髄神経前皮枝が分布。深部は腹腔である。
主　　治：腹痛，胸痛，心前区の痛み。
注意事項：（1）結筋点は腹直筋を跨いだ肋骨結節部にある。
　　　　　（2）恢刺法を行う際は，外腹斜筋の筋線維方向に沿って上方向あるいは下方向に行針する。
　　　　　（3）腹腔に刺入しないよう深刺してはならない。
備　　考：足の陽明・少陽・太陰・手の三陰経筋の交会。

◇中庭次・膻中次・玉堂次・紫宮次・華蓋次・璇璣次・天突次

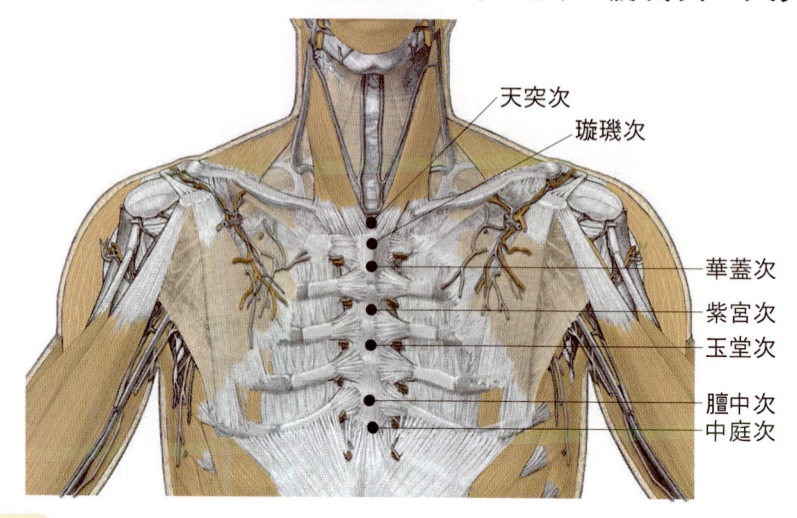

中庭次

位　　置：胸部にあり，胸骨剣結合部にあたる。
局所解剖：皮膚─皮下組織─大胸筋の腱膜・放射状胸肋靱帯・肋剣靱帯─胸骨剣結合部。
　　　　　第6胸椎の脊髄神経前皮枝が分布。
主　　治：胸腹部の痛み，胸前区の痛み，胸悶，息切れ，心悸。
注意事項：（1）結筋点は放射状胸肋靱帯層にある。
　　　　　（2）恢刺法を行う際は，放射状胸肋靱帯方向に沿って左方向あるいは右方向に横行して行針する。
備　　考：足の陽明・太陰・手の三陰経筋の交会。

膻中次

位　　置：胸部の前正中線上にあり，第5肋骨の水平部にある。
局所解剖：皮膚─皮下組織─大胸筋の腱膜・放射状胸肋靱帯─胸骨体。
　　　　　第4胸椎の脊髄神経前皮枝が分布。
主　　治：胸痛，心前区の痛み，胸悶，息切れ，心悸。
注意事項：中庭次と同じ。
備　　考：中庭次と同じ。

玉堂次

位　　置：胸部の前正中線上にあり，第3肋間隙の水平部にある。
局所解剖：皮膚─皮下組織─大胸筋の腱膜・放射状胸肋靱帯─胸骨体。
　　　　　第3胸椎の脊髄神経前皮枝が分布。
主　　治：胸痛，胸悶，息切れ，心悸，心前区の痛み。

注意事項：中庭次と同じ。
備　　考：中庭次と同じ。

紫宮次

位　　置：胸部の前正中線上にあり，第2肋間隙の水平部にある。
局所解剖：皮膚―皮下組織―大胸筋の腱膜・放射状胸肋靱帯―胸骨体。
　　　　　第2胸椎の脊髄神経前皮枝が分布。
主　　治：胸痛，胸悶，咽部の異物感。
注意事項：中庭次と同じ。
備　　考：中庭次と同じ。

華蓋次

位　　置：胸部の前正中線上にあり，第1肋間隙の水平部にある。
局所解剖：皮膚―皮下組織―大胸筋の腱膜・放射状胸肋靱帯―胸骨体。
　　　　　第1胸椎の脊髄神経前皮枝が分布。
主　　治：胸痛，胸悶，咽部の異物感。
注意事項：中庭次と同じ。
備　　考：中庭次と同じ。

璇璣次

位　　置：胸部の前正中線上にあり，第1肋骨の水平部にある。
局所解剖：皮膚―皮下組織―大胸筋の腱膜・放射状胸肋靱帯―胸骨体。
　　　　　第1胸椎の脊髄神経前皮枝が分布。
主　　治：胸痛，胸悶，咽部の異物感。
注意事項：中庭次と同じ。
備　　考：中庭次と同じ。

天突次

位　　置：胸部の前正中線上にあり，胸骨上窩部にある。
局所解剖：皮膚―皮下組織―大胸筋の腱膜・胸鎖乳突筋の腱膜・胸骨甲状筋の腱膜―胸骨体。
　　　　　内側鎖骨上神経が分布。深部は気管・食道である。
主　　治：胸痛，胸悶，哮喘，咽部の異物感。
注意事項：（1）結筋点は胸骨体上縁部の諸筋の腱膜の付着部にある。
　　　　　（2）恢刺法を行う際は，胸骨体上縁に沿って上方向あるいは外側上方向に行針する。
　　　　　（3）腹腔に刺入しないよう深刺してはならない。
備　　考：手足の陽明・手の三陰・手の少陽経筋の交会。

◇廉泉次・夾廉泉次

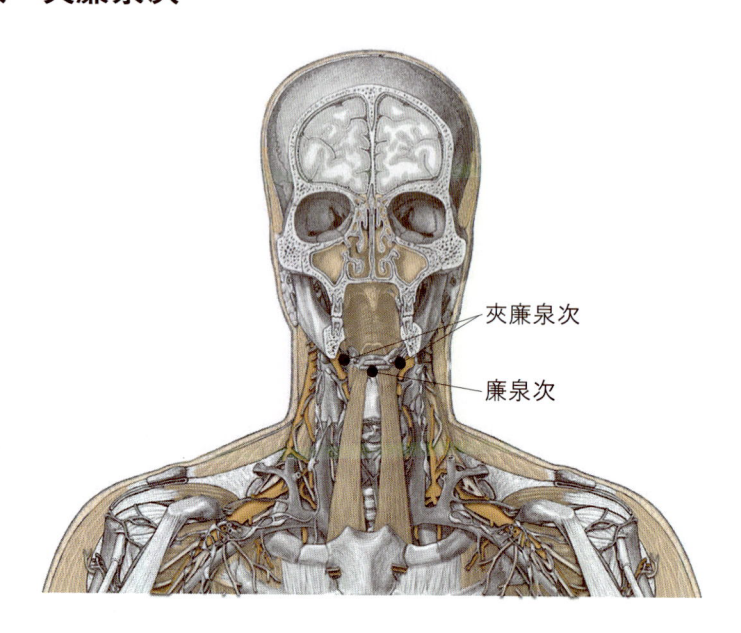

廉泉次

位　　置：頸部の前正中線上にあり，舌骨体部にあたる。
局所解剖：皮膚—皮下組織—頸筋膜—二腹筋・顎舌骨筋・オトガイ舌筋—舌骨。
　　　　　顔面神経頸枝・頸横神経上枝が分布。深部は食道・頸総動脈・頸総静脈である。
主　　治：頸項部の痛み，咽部の異常感，どもり。
注意事項：（1）結筋点は舌骨体部にある。
　　　　　（2）恢刺法を行う際は，オトガイ舌筋の筋線維方向に沿って上方向に行針する。
　　　　　（3）気管支を刺激しないよう深刺してはならない。
備　　考：手足の陽明・少陽・太陽経筋の交会。

夾廉泉次

位　　置：頸部にあり，舌骨の外側縁部にあたる。
局所解剖：皮膚—皮下組織—広頸筋膜—二腹筋・茎乳突筋・甲状舌骨筋・顎舌骨筋・オトガイ舌筋—舌骨。
　　　　　顔面神経頸枝・頸横神経上枝が分布。深部は食道・頸総動脈・頸総静脈である。
主　　治：頸項部の痛み，咽部の異常感，どもり，飲み込みにくい。
注意事項：（1）結筋点は舌骨体外縁部にある。
　　　　　（2）恢刺法を行う際は，諸筋の筋線維方向に沿って上方向に行針する。
　　　　　（3）気管や食道の内側と頸総動脈・頸総静脈の外側を損傷しないよう深刺してはならない。
備　　考：手足の陽明・太陽・少陽経筋の交会。

◇上廉泉次

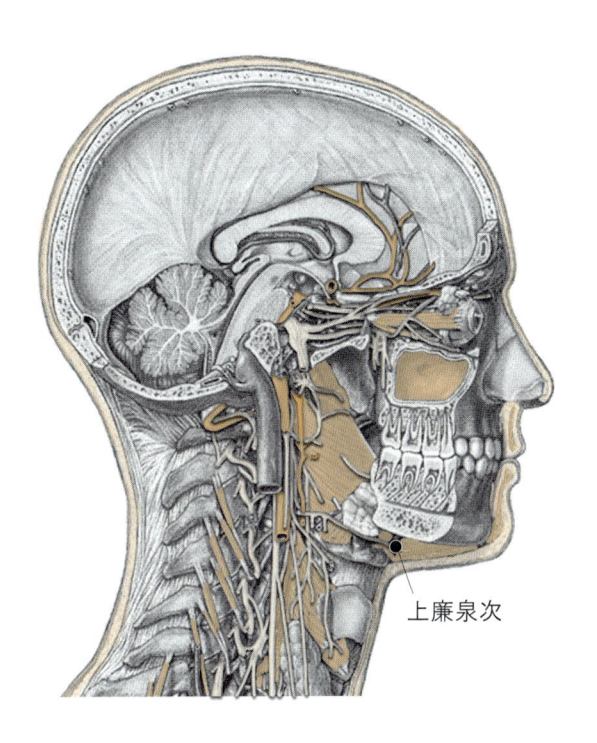

上廉泉次

位　　置：頸部にあり，舌骨と下顎縁の間の凹陥部にあたる。
局所解剖：皮膚―皮下組織―頸筋膜―顎舌骨筋・オトガイ舌筋―舌体。
　　　　　舌下神経分枝と舌神経が分布。
主　　治：咽痛，咽部の異常感，言語不利，舌体の粗大，飲み込みの異常，悪心，嘔吐。
注意事項：（1）結筋点は顎舌骨筋・オトガイ舌筋層にある。
　　　　　（2）恢刺法を行う際は，下顎とオトガイ舌筋の筋線維方向に沿って上方向あるいは下方向に行針する。
　　　　　（3）気管支を刺激しないよう深刺してはならない。
備　　考：手足の陽明・太陽・少陽経筋の交会。

◇人迎次

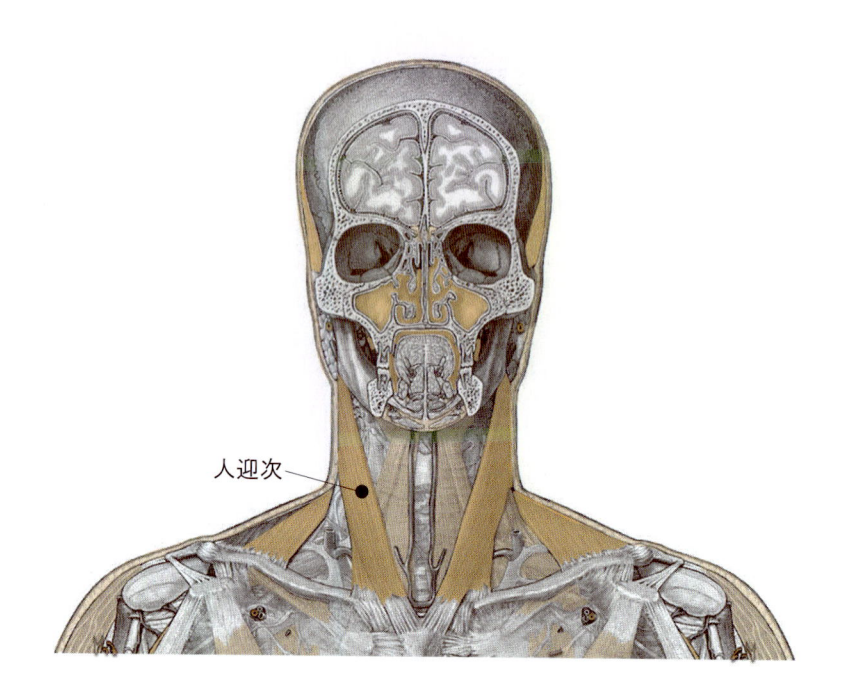

人迎次

人迎次

位　　置：頸部にあり，頸総動脈の分枝部にあたる。
局所解剖：皮膚—皮下組織—胸鎖乳突筋—頸総動脈・頸内動脈・頸外動脈。
　　　　　頸横神経・顔面神経頸枝が分布。
主　　治：頸項部の痛み，頭暈，哮喘，心悸。
注意事項：（1）結筋点は胸鎖乳突筋の筋腹部にある。
　　　　　（2）どのような針法でも頸総動脈を刺さないよう深刺してはならない。
　　　　　（3）推拿法の治療が適している。
備　　考：手足の陽明・少陽経筋の交会。

◇承漿次・夾承漿次

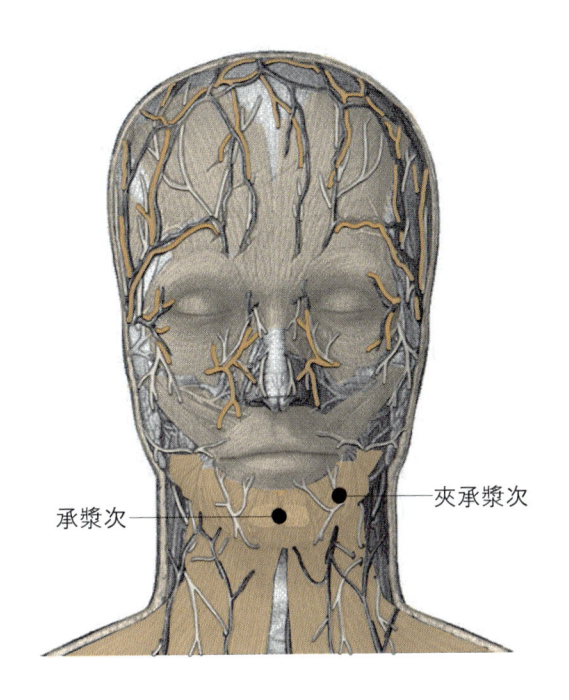

承漿次

位　　置：顔面部にあり，オトガイ唇溝中にあたる。
局所解剖：皮膚―皮下組織―口輪筋・下唇下制筋・オトガイ筋。
　　　　　下歯槽神経・オトガイ神経が分布。深部はオトガイ骨である。
主　　治：オトガイ部の痛み，下歯の痛み，口の歪み。
注意事項：（1）結筋点は諸筋の下層にある。
　　　　　（2）恢刺法を行う際は，細針が適しており，各筋の筋線維方向に沿って行針する。
　　　　　（3）瘢痕灸法・火針法は適さない。
備　　考：手足の陽明経筋の交会。

夾承漿次

位　　置：顔面部にあり，オトガイ唇溝の中点より外側，口角の真下の交点部にあたる。
局所解剖：皮膚―皮下組織―口輪筋・下唇下制筋・オトガイ筋―オトガイ骨・オトガイ孔。
　　　　　下歯槽神経・オトガイ神経が分布。深部はオトガイ孔である。
主　　治：オトガイ部の痛み，下歯の痛み，口の歪み。
注意事項：承漿次と同じ。
備　　考：手足の陽明・足の太陽経筋の交会。

◇頬車次・牽正次

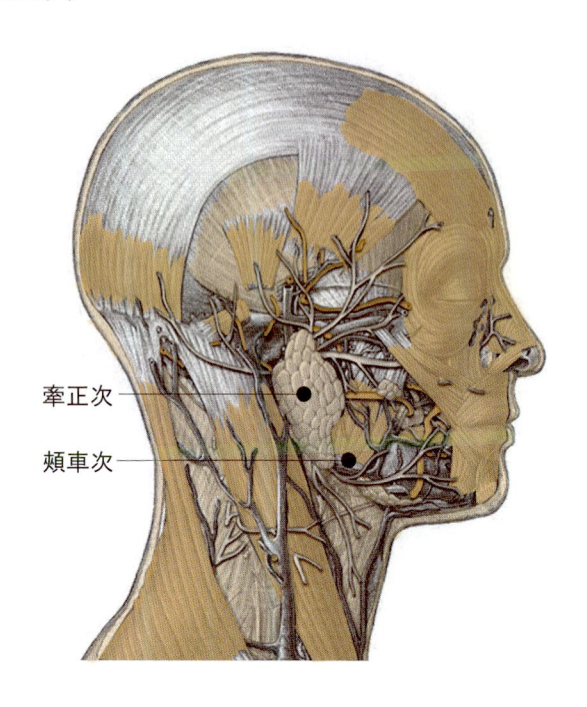

頬車次

位　　置：顔面部にあり，下顎角の咬筋の抵止部にあたる。
局所解剖：皮膚―皮下組織―咬筋。
　　　　　大耳介神経枝・顔面神経下顎枝が分布。
主　　治：面頬部の痛み，歯痛，頭痛。
注意事項：（1）結筋点は咬筋の粗面部にある。
　　　　　（2）恢刺法を行う際は，咬筋の筋線維方向に沿って前面上方向に行針する。
備　　考：手足の陽明・太陽経筋の交会。

牽正次

位　　置：顔面部にあり，耳垂前，下顎骨の後縁部にあたる。
局所解剖：皮膚―皮下組織―耳下腺―顔面神経―咬筋。
　　　　　顔面神経皮枝・三叉神経下顎枝が分布。
主　　治：口眼歪斜。
注意事項：（1）結筋点は耳下腺の中にある。
　　　　　（2）恢刺法を行う際は，顔面神経の走行方向に沿って前面横方向に行針する。
　　　　　（3）粗針・瘢痕灸法・火針法は適さない。
備　　考：足の三陽・手の太陽・手の少陽経筋の交会。

◇下関次

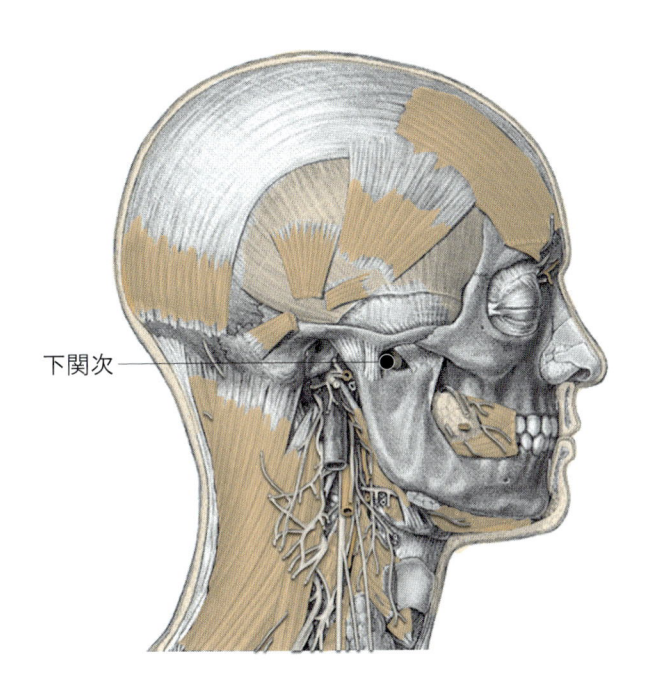

下関次

下関次

位　　置：顔面部にあり，顎関節部にあたる。
局所解剖：皮膚―皮下組織―咬筋―顎関節の関節包。
主　　治：面頬部の痛み，咀嚼痛，歯痛，頭痛。
注意事項：（1）結筋点は顎関節の関節包にある。
　　　　　（2）恢刺法を行う際は，細針が適しており，顎関節の中には刺入しない。
　　　　　（3）瘢痕灸法・火針法は適さない。
備　　考：手足の三陽経筋の交会。

◇顴髎次・四白次・水溝次

顴髎次

位　　置：顔面部にあり，顴骨の下縁中点部にあたる。
局所解剖：皮膚―皮下組織―顴筋・咬筋・側頭筋。上顎神経眼窩下枝・顔面神経顴枝・頬枝が分布。深層は三叉神経下顎枝である。
主　　治：顔面痛，口の歪み。
注意事項：（1）結筋点は顴骨の下縁部の諸筋層中にある。
　　　　　（2）恢刺法を行う際は，各筋の筋線維方向に沿って行針する。細針が適しており，出血を防止する。
　　　　　（3）瘢痕灸法・火針法は適さない。

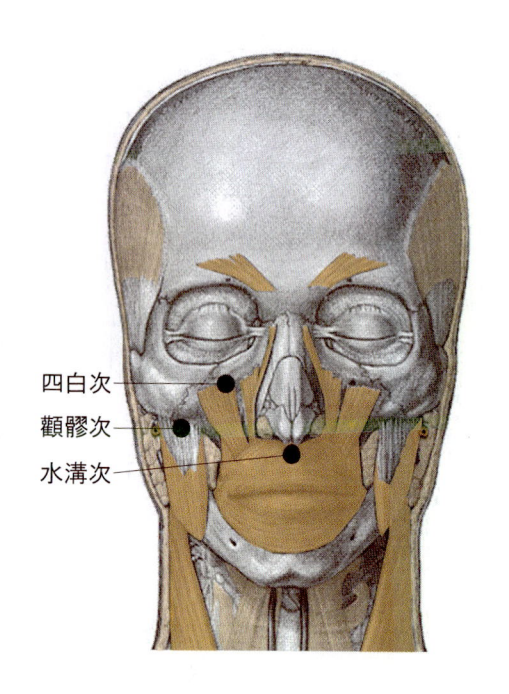

四白次

位　　置：顔面部にあり，眼窩下孔部にあたる。
局所解剖：皮膚―皮下組織―眼輪筋―上唇挙筋―眼窩下孔。眼窩下神経枝・顔面神経顴枝が分布。眼窩下孔内には眼窩下動脈・眼窩下静脈が通っている。
主　　治：顔面痛，口の歪み，かすみ目。
注意事項：（1）結筋点は眼窩下孔部にある。
　　　　　（2）恢刺法を行う際は，眼窩下神経の走行方向に沿って下方向に行針する。
　　　　　（3）細針が適しており，針治療後，3分以上按圧し下方向に行針する。
　　　　　（4）瘢痕灸法・火針法は適さない。
備　　考：手足の陽明・足の太陽経筋の交会。

水溝次

位　　置：顔面部にあり，人中溝の上部にあたる。
局所解剖：皮膚―皮下組織―口輪筋。顔面神経頬枝・眼窩下神経分枝が分布。
主　　治：口の歪み，顔面痛。
注意事項：（1）結筋点は皮下筋膜層あるいは口輪筋層にある。
　　　　　（2）恢刺法を行う際は，細針が適しており，瘢痕灸法・火針法は適さない。
備　　考：手足の陽明経筋の交会。

◇巨髎次・迎香次

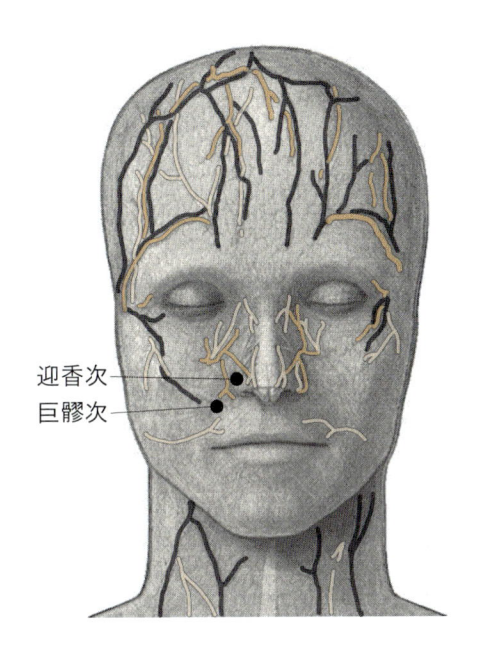

巨髎次

位　　置：顔面部にあり，鼻面溝の中点部にあたる。
局所解剖：皮膚―皮下組織―上唇挙筋・口角挙筋。
　　　　　上顎神経の眼窩下神経・顔面神経頬枝が分布。
主　　治：顔面痛，鼻塞，流涕，顔面筋肉の麻痺。
注意事項：（1）結筋点は鼻面溝の皮下層にある。
　　　　　（2）恢刺法を行う際は，上唇挙筋の筋線維方向に沿って外側上方向あるいは内側下方向に行針する。
　　　　　（3）刺針後，圧迫止血に注意する。
備　　考：手足の陽明・足の太陽経筋の交会。

迎香次

位　　置：顔面部にあり，鼻面溝と鼻唇溝の間，鼻翼真下部にあたる。
局所解剖：皮膚―皮下組織―上唇挙筋。
　　　　　眼窩下神経枝・顔面神経枝が分布。
主　　治：顔面痛，顔面筋肉の麻痺，鼻塞，流涕。
注意事項：（1）結筋点は皮下筋膜と筋肉層にある。
　　　　　（2）恢刺法を行う際は，上唇挙筋の筋線維方向に沿って外側上方向あるいは内側下方向に行針する。
　　　　　（3）刺針後，圧迫止血に注意する。

足の太陰経筋

◇大都次・公孫次・公孫上

大都次

位　　置：足内側にあり，第1中足指節関節の内側面部にあたる。
局所解剖：皮膚―皮下組織―皮下滑液包―第1中足指節の関節
　　　　　包―中足指節関節。
　　　　　内側足背皮神経・伏在神経枝が分布。
主　　治：足指の痛み，足首関節の痛み。
注意事項：（1）結筋点は第1中足指節関節滑液包にある。
　　　　　（2）恢刺法を行う際は，指展筋の腱の方向に沿って
　　　　　　　 前方向あるいは後方向に行針する。関節腔に誤
　　　　　　　 入しないよう深刺してはならない。
備　　考：足の三陰経筋の交会。

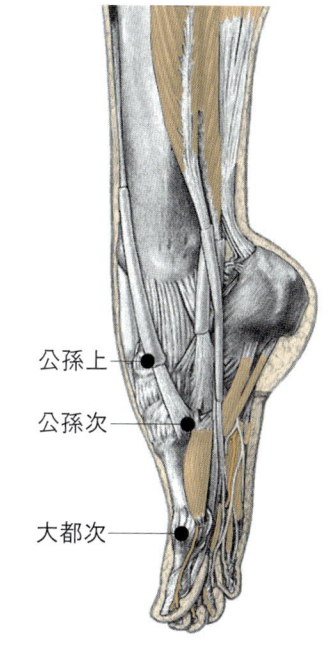

公孫次

位　　置：足内側にあり，第1中足骨と楔状骨の関節部にあたる。
局所解剖：皮膚―皮下組織―指展筋―前脛骨筋とその滑液包―第1中足骨。
　　　　　内側足背皮神経・伏在神経枝が分布。
主　　治：足指の痛み，足首関節の痛み。
注意事項：（1）結筋点は第1中足骨と楔状骨の関節部内側の凸面部にあり，指展筋と関節滑液
　　　　　　　 包間にあたる。
　　　　　（2）恢刺法を行う際は，指展筋の筋線維方向に沿って関節包内に刺入しないように
　　　　　　　 深刺してはならない。
備　　考：足の三陰経筋の交会。

公孫上

位　　置：足内側にあり，第1楔状骨の背側にあたる。
局所解剖：皮膚―皮下組織―下腓骨筋支帯―指展筋―前脛骨筋―前脛骨筋滑液包。
　　　　　内側足背皮神経・伏在神経枝が分布。深部は楔状骨である。
主　　治：足指の痛み，足底の痛み，下腿部の痛み，膝関節の痛み。
注意事項：（1）結筋点は足舟状骨内側の凸面部にあり，前脛骨筋と関節滑液包間にあたる。
　　　　　（2）恢刺法を行う際は，前脛骨筋の筋線維方向に沿って行針する。
備　　考：足の三陰経筋の交会。

◇商丘次

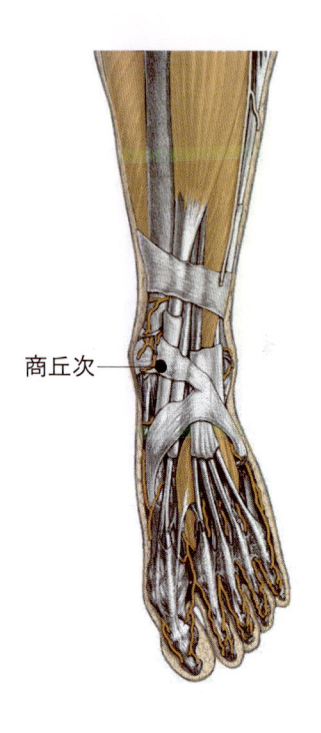

商丘次

位　　置：踝部にあり，踝背側の横紋内側端，前脛骨筋と伸筋支帯の交わる部位にあたる。
局所解剖：皮膚―皮下組織―上伸筋支帯―前脛骨筋の腱鞘―前脛骨筋の腱―距骨。
　　　　　伏在神経が分布。
主　　治：足首関節の痛み，膝関節の痛み，土踏まずの痛み。
注意事項：（1）結筋点は下伸筋支帯と前脛骨筋の腱鞘部にある。
　　　　　（2）恢刺法を行う際は，前脛骨筋の腱に沿って上下に行針する。下伸筋支帯と前脛骨筋の腱の損傷を防ぐため行針幅はなるべく小さくする。
備　　考：足の陽明と三陰経筋の交会。

◇陰陵上

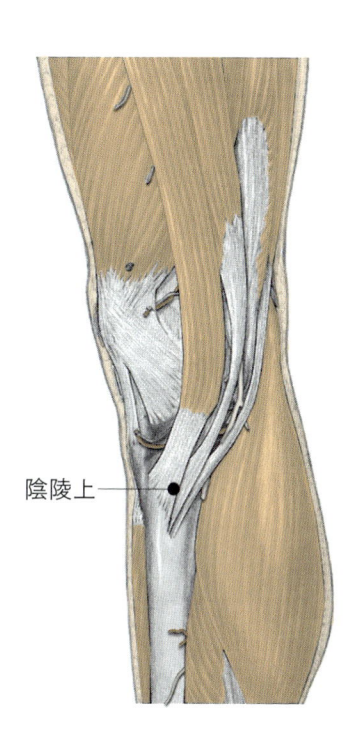

陰陵上

位　　置：下腿内側面にあり、脛骨内果の内側面、脛骨結節部と平行の位置にあたる。
局所解剖：皮膚―皮下組織―下腿筋膜―鵞足―鵞掌滑液包―脛骨。
　　　　　伏在神経・内側下腿皮神経が分布。
主　　治：膝関節の痛み、下腿部の痛み、足首関節の痛み、腰痛。
注意事項：（1）浅層の結筋点は下腿筋膜と鵞足浅面層にあり、深層の結筋点は鵞足下の鵞足滑液包にある。
　　　　　（2）恢刺法を行う際は、鵞足（縫工筋・半腱様筋・半膜様筋・筋薄筋）の走行方向に沿って内側上方向あるいは外側下方向に行針する。
備　　考：足の陽明と三陰経筋の交会。

◇箕門次

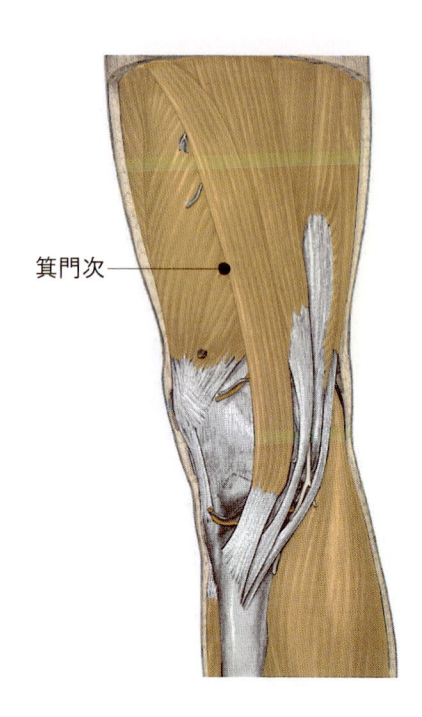

箕門次

位　　置：大腿内側にあり，縫工筋の下4分の1と4分の3の交点部にある。
局所解剖：皮膚―皮下組織―大腿筋膜―縫工筋・大腿内側筋・大内転筋の腱板―内転筋腱裂孔―大腿動脈・大腿静脈・伏在神経―大腿骨。
　　　　　浅大腿神経皮枝・伏在神経が分布。
主　　治：大腿部の痛み，下腿部のしびれ，膝関節の痛み，鼠径部の痛み。
注意事項：（1）結筋点は内転筋腱裂孔にある。
　　　　　（2）恢刺法を行う際は，内転筋管に沿って内側下方向に行針する。伏在神経や血管の損傷を防ぐため深刺してはならない。
備　　考：足の陽明と三陰経筋の交会。

◇五枢次

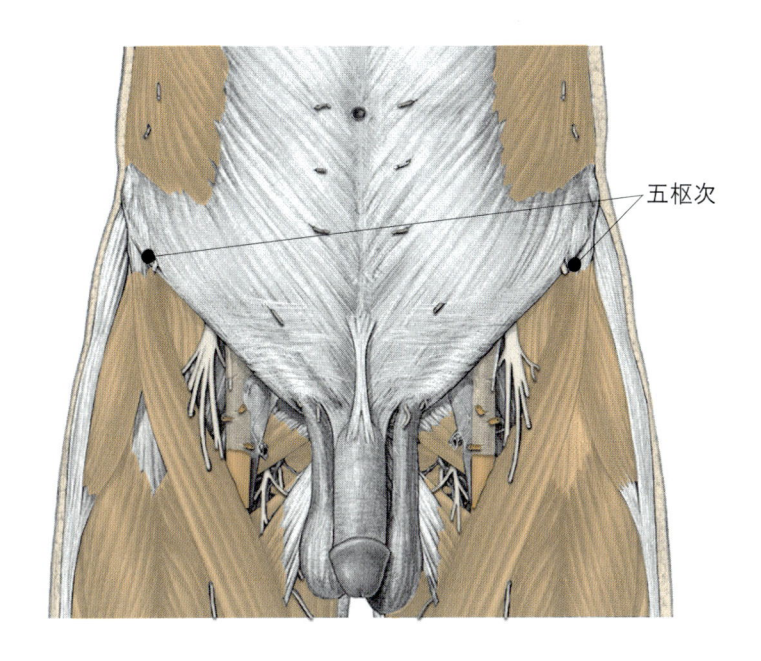

五枢次

位　　置：側腹部にあり，上前腸骨棘内縁部にあたる。
局所解剖：皮膚―皮下組織―腹筋膜・鼠径靱帯・大腿筋膜張腱膜・縫工筋の腱膜。
　　　　　内側には外側大腿皮神経が通っており，腸骨鼠径神経枝が分布。
主　　治：腰痛，大腿寛骨部の痛み，大腿外側部のしびれや感覚異常。
注意事項：（1）結筋点は上前腸骨棘の諸筋の抵止部にある。
　　　　　（2）恢刺法を行う際は，外側大腿皮神経の走行に沿って下方向に行針する。神経への損傷を防ぐ。
　　　　　（3）腹腔に刺入しないよう内側方向に深刺してはならない。
備　　考：足の三陰・少陽・陽明経筋の交会。

◇髀関次

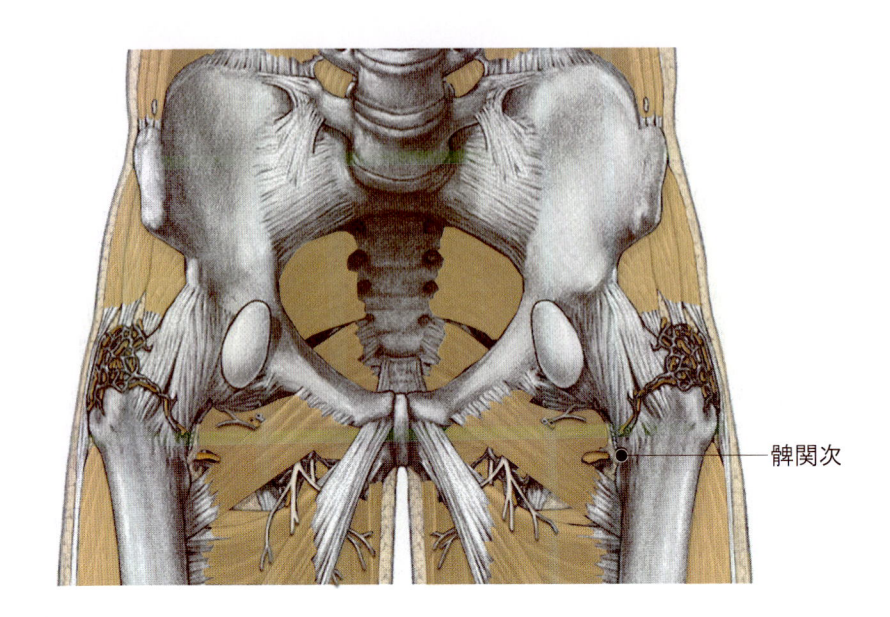

髀関次

位　　置：大腿内側部にあり，大腿骨小転子の上縁部にあたる。
局所解剖：皮膚―皮下組織―大腿筋膜―縫工筋・大腿直筋・大腿中間筋―腸腰筋―腸腰筋の腱下の滑液包―大腿骨小転子。
　　　　　外側大腿皮神経・大腿神経皮枝・大腿枝が分布。内側は大腿神経・大腿動脈・大腿静脈である。
主　　治：大腿部の痛み，股関節外転時の痛み，膝関節の痛み，鼠径部の痛み，腰痛，腰腹部の痛み，下肢の麻痺，下肢の無力感，月経痛。
注意事項：（1）浅層の結筋点は大腿筋膜と縫工筋・大腿直筋の交点部にあり，深層の結筋点は大腿骨小転子滑液包にある。
　　　　　（2）恢刺法を行う際は，大腿直筋・縫工筋の筋線維方向に沿って下方向に行針する。大腿神経・大腿動脈・大腿静脈の損傷を防ぐため内側方向に深刺してはならない。

◇府舎次

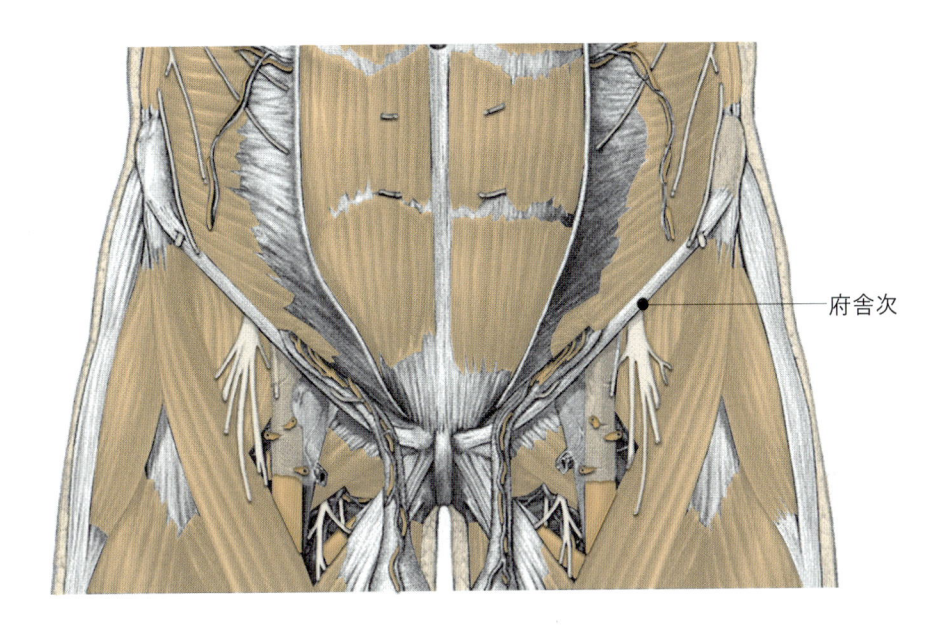

府舎次

位　　置：下腹部の鼠径部外側にあたる。
局所解剖：皮膚―皮下組織―鼠径靱帯―大腿神経・腸腰―腸骨。
　　　　　上方は腹腔であり，腸骨鼠径神経・下腸腹神経が分布。
主　　治：大腿寛骨部の痛み，下肢の無力感，腹痛，腹脹，腰痛，膝周囲の痛み，月経不調，生殖機能障害，大腿外側部のしびれ，頻尿，尿意急迫，大便の異常。
注意事項：（1）結筋病巣点は鼠径筋間隙内にある。
　　　　　（2）府舎次上方は下腹腔に近いため，上方向に斜刺してはならない。
　　　　　（3）恢刺法を行う際は，腸腰筋の筋線維方向に沿って下方向に行針する。
備　　考：足の三陰と陽明経筋の交会。

足の厥陰経筋

◇趾趾1・中封次

趾趾1

位　　置：足指部背側にあり，第1足指節間関節部にあたる。
局所解剖：皮膚―皮下組織―皮下滑液包―足指節間の関節包―足指節間関節。
　　　　　脛骨神経皮枝が分布。
主　　治：足指節間関節の痛み，足首関節の痛み，前脛骨の痛み。
注意事項：（1）結筋点は足指節間の関節包にある。
　　　　　（2）恢刺法を行う際は，伸筋腱に沿って上方向あるいは下方向に行針する。足指節間関節腔へ刺入しないよう深刺してはならない。

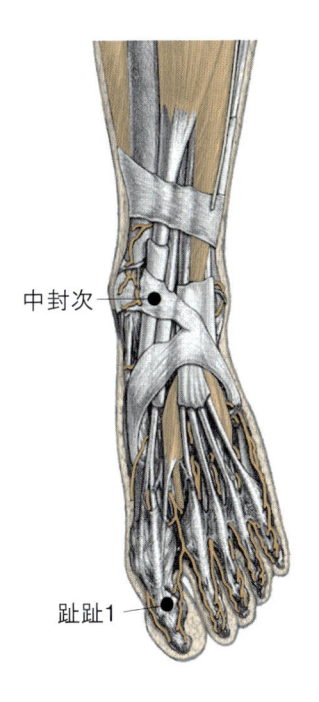

中封次

位　　置：足果部にあり，踝横紋と長伸筋の腱の境界部にあたる。
局所解剖：皮膚―皮下組織―踝筋膜―下伸筋支帯―長伸筋の腱腱鞘―長伸筋の腱―距骨。
　　　　　足背皮神経枝が分布。
主　　治：足果の痛み，足指の痛み，膝関節の痛み。
注意事項：（1）結筋点は下伸筋支帯と長伸筋の腱鞘の間にある。
　　　　　（2）恢刺法を行う際は，伸筋腱の方向に沿って下方向あるいは上方向に行針する。ただし行針幅は小さくし，下伸筋支帯の損傷を避けなければならない。
備　　考：足の三陰・陽明経筋の交会。

◇膝関次・髎膝間・髎髎次

膝関次

位　　置：下腿内側部にあり，脛骨内果の内側縁にあたる。
局所解剖：皮膚―皮下組織―下腿筋膜―膝外側側副靭帯
　　　　　―膝外側側副靭帯下の滑液包―脛骨内果。
　　　　　外側下腿皮神経・伏在神経が分布。
主　　治：膝関節の痛み，膝痛から引き起こされる鼠径部
　　　　　の痛み，足首関節の痛み。
注意事項：（1）結筋点は脛骨内果・膝内側側副靭帯下の
　　　　　　　滑液包にある。
　　　　　（2）恢刺法を行う際は，膝内側側副靭帯の方
　　　　　　　向に沿って前面下方向に行針する。
備　　考：足の厥陰・太陰・少陰経筋の交会。

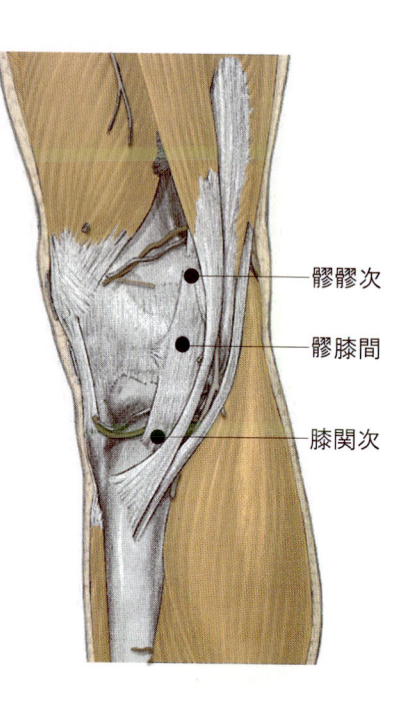

髎髎次
髎膝間
膝関次

髎膝間

位　　置：膝外側部にあり，膝関節の間隙部にあたる。
局所解剖：皮膚―皮下組織―膝筋膜―鵞足―膝内側側副靭帯―膝内側側副靭帯下の滑液包―大腿
　　　　　骨内果。
　　　　　内側大腿皮神経・伏在神経が分布。
主　　治：膝関節の痛み，膝痛から引き起こされる鼠径部の痛み，膝部の弾撥音。
注意事項：（1）結筋点は鵞足の各腱筋層にある。深層の結筋点は膝内側側副靭帯下の滑液包にある。
　　　　　（2）恢刺法を行う際は，鵞足方向に沿って上方向あるいは内側下方向に行針する。鵞
　　　　　　　足諸腱や腱鞘の損傷を防ぐ。また関節腔に刺入しないよう深刺してはならない。
備　　考：足の厥陰・太陰・少陰経筋の交会。

髎髎次

位　　置：膝内側部にあり，大腿骨内果の内側面にあたる。
局所解剖：皮膚―皮下組織―大腿筋膜―鵞足諸腱鞘―膝内側側副靭帯―膝内側側副靭帯下の滑液
　　　　　包―大腿骨内果。
　　　　　内側大腿皮神経・伏在神経が分布。
主　　治：膝関節の痛み，膝痛から引き起こされる鼠径部の痛み。
注意事項：（1）結筋点は膝内側側副靭帯の起点下の滑液包にある。
　　　　　（2）恢刺法を行う際は，膝内側側副靭帯の線維方向に沿って上方向あるいは下方向
　　　　　　　に行針する。
備　　考：足の厥陰・太陰・少陰経筋の交会。

足の厥陰経筋

◇血海次・陰包次

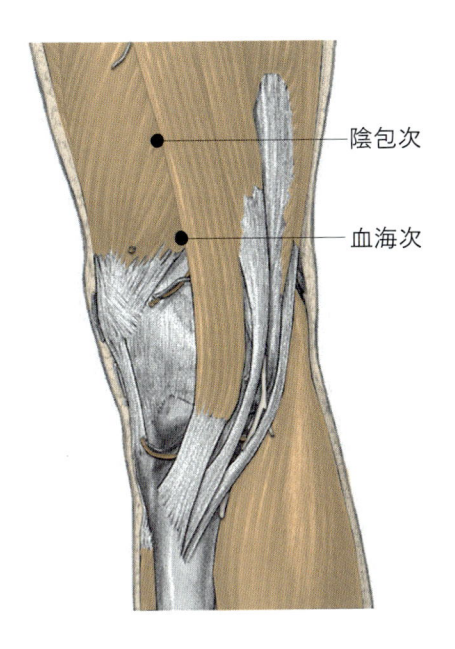

血海次

位　　置：大腿内側部にあり，膝蓋内縁の真上と縫工筋の交点部にあたる。
局所解剖：皮膚―皮下組織―大腿筋膜―縫工筋―大腿内側筋―大内転筋―内転筋結節―大腿骨。
　　　　　前大腿神経皮枝・筋枝が分布。
主　　治：大腿部の痛み，膝関節の痛み，鼠径部の痛み，下腿内側のしびれ。
注意事項：（1）浅層の結筋点は大腿筋膜層にある。深層の結筋点は内転筋の結節腱の止点部にある。
　　　　　（2）恢刺法を行う際は，大腿内側筋の筋線維方向に沿って上方向に行針する。
備　　考：足の三陰と陽明経筋の交会。

陰包次

位　　置：大腿内側部にあり，縫工筋上縁と大腿内側筋内縁の境界の内転筋管の上口部にあたる。
局所解剖：皮膚―皮下組織―大腿筋膜―縫工筋・大腿内側筋―内転筋腱裂孔―大腿部の伏在神経・伏在動脈・伏在静脈―大腿骨内果。
　　　　　内側大腿神経・伏在神経が分布。
主　　治：大腿内側部の痛み，膝関節の痛み，鼠径部の痛み，下腿内側縁の麻痺・痛み，下肢の麻痺，下肢の無力感。
注意事項：（1）浅層の結筋点は大腿筋膜と縫工筋・大腿内側筋の境界部にある。深層の結筋点は内転筋管上の腱板口部にある。
　　　　　（2）恢刺法を行う際は，内転筋管の方向に沿って上方向あるいは下方向に行針する。内転筋管内の神経と血管の損傷を避けるようにする。
備　　考：足の三陰と陽明経筋の交会。

◇地五里次

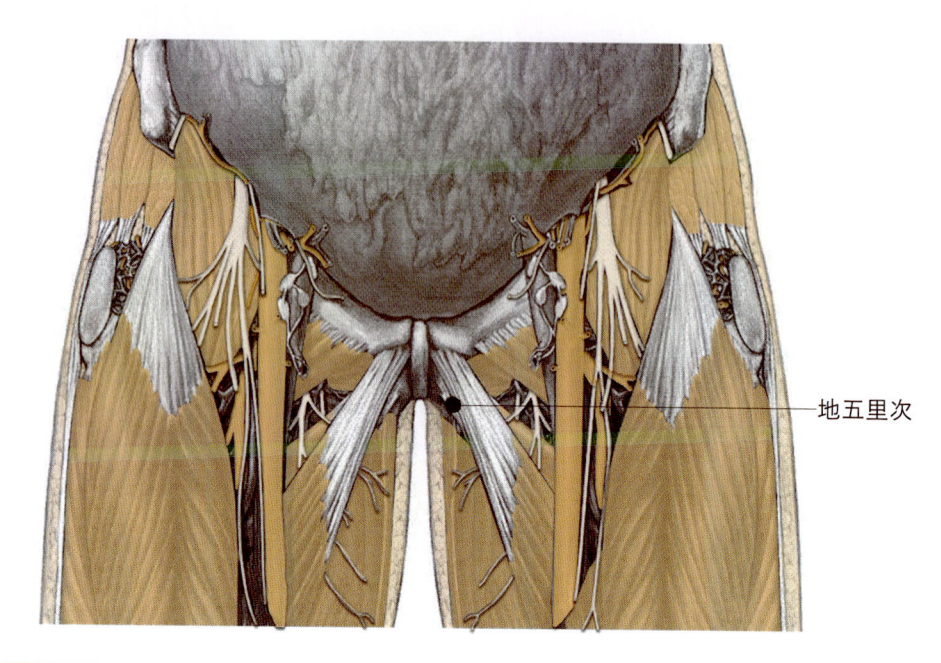

地五里次

位　　置：大腿内側部にあり，大内転筋の恥骨下枝の抵止部にあたる。
局所解剖：皮膚—皮下組織—大腿筋膜—大内転筋・長内転筋・短内転筋—恥骨下枝。
　　　　　内側大腿皮神経・閉鎖神経が分布。
主　　治：陰部の痛み，膝関節の痛み，少腹部の痛み，月経痛，腰痛。
注意事項：（1）寛骨を屈して（截石位で）結筋点を取る。
　　　　　（2）結筋点は大内転筋の恥骨下枝の抵止点にある。
　　　　　（3）恢刺法を行う際は，大内転筋の筋線維方向に沿って外側下方向に行針する。

足の少陰経筋

◇跖趾1－5

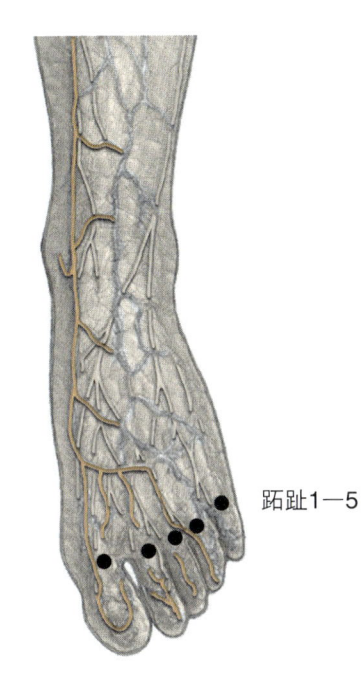

跖趾1－5

位　　置：足底部にあり，第1－5中足指節関節部にあたる。
局所解剖：皮膚―皮下組織―皮下脂肪層・虫様筋滑液包―中足指節の関節包―中足指節関節。
　　　　　固有底側指神経が分布。
主　　治：足前部の痛み，足首関節の痛み。
注意事項：（1）各中足指節関節の結筋点は皮下脂肪層にある。多くは第1・3・5中足指節関節部にみられる。また第2－5虫様筋滑液包にもみられる。
　　　　　（2）恢刺法を行う際は，指屈筋の方向に沿って上方向あるいは下方向に行針し，関節包に刺入しないよう深刺してはならない。

◇湧泉次

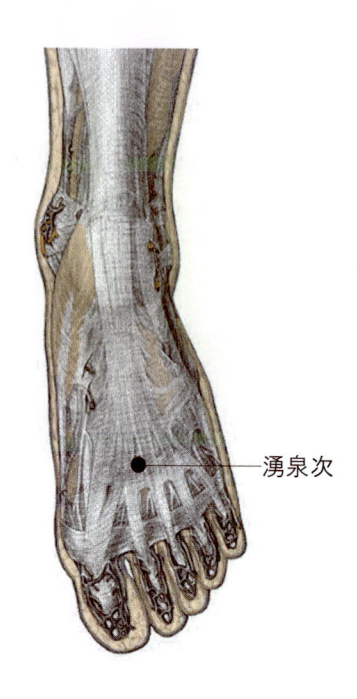

湧泉次

位　　置：足底部にあり，第2・3中足指節関節間の後方の凹陥部にあたる。
局所解剖：皮膚―皮下組織―足底腱膜―母指内転筋―短指屈筋・短屈筋・虫様筋。
　　　　　総底側指神経が分布。
主　　治：足底の痛み，足首関節の痛み。
注意事項：（1）結筋点は足底筋膜下層にある。
　　　　　（2）恢刺法を行う際は，総底側指神経の方向に沿って前方向に行針する。

◇公孫下

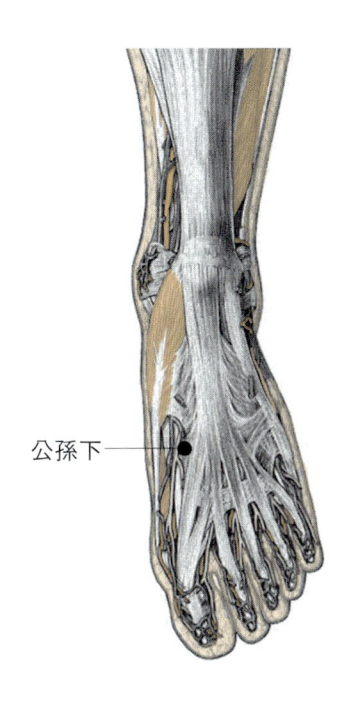

公孫下─

公孫下

位　　置：足底部にあり，第1中足骨の基底足底面部にあたる。
局所解剖：皮膚―皮下組織―足底筋膜・長屈筋―第1中足骨。
　　　　　伏在神経・浅腓骨神経分枝が分布。
主　　治：土踏まずの痛み，内果の痛み，足指から下腿部に連なる部位の痛み。
注意事項：（1）結筋点は長屈筋の腱鞘層にある。
　　　　　（2）恢刺法を行う際は，長屈筋の筋線維方向に沿って前方向，あるいは後方向に平行に行針する。
備　　考：足の少陰と太陰経筋の交会。

◇然谷次

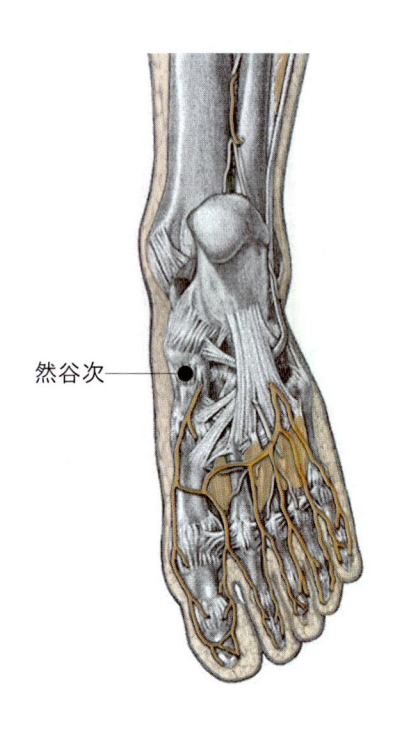

然谷次

位　　置：足内側部にあり，足舟状骨の内側面上部にあたる。
局所解剖：皮膚―皮下組織―足筋膜―前脛骨筋の筋腱および滑液包・舟状骨・副舟状骨。
　　　　　内側足皮神経が分布。
主　　治：土踏まずの痛み，足果の痛み，前脛骨下腿部の痛み。
注意事項：（1）結筋点は前脛骨筋の腱下の滑液包と舟状骨間あるいは副舟状骨部にある。
　　　　　（2）恢刺法を行う際は，前脛骨筋の筋腱の方向に沿って上方向に行針する。
備　　考：足の少陰・太陰・陽明経筋の交会。

◇照海次・太渓次

照海次

位　　置：足内側部にあり，後脛骨筋・長屈筋・長指屈筋の筋腱と腱鞘部にあたる。
局所解剖：皮膚—皮下組織—足筋膜—三角靱帯—長骨・趾総骨・脛骨後筋の腱鞘および筋腱。
　　　　　内側足皮神経が分布。下方は脛骨動脈・脛骨静脈・脛骨神経がある。
主　　治：足首関節の痛み，下腿部の痛み，足底の痛み，足指のしびれや灼熱痛。
注意事項：（1）結筋点は三角靱帯下層の，各筋腱の腱鞘部にある。
　　　　　（2）恢刺法を行う際は，各筋の腱鞘の方向に沿って前方向に行針する。
　　　　　（3）脛骨動脈・脛骨静脈・脛骨神経の損傷を避けるため，後面下方向に行針してはならない。
備　　考：足の少陰・太陰経筋の交会。

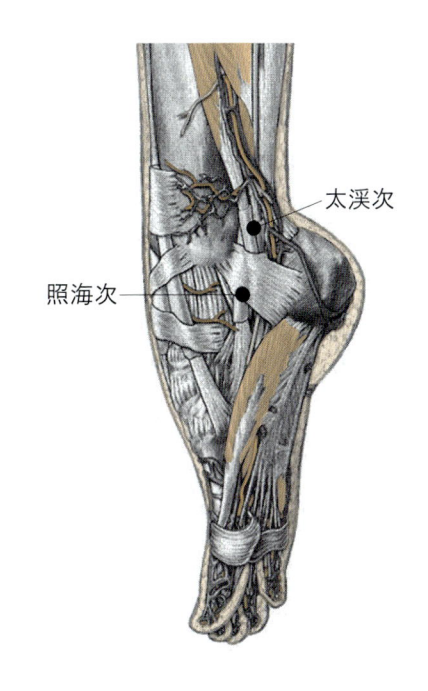

太渓次

位　　置：足内果後部にあり，脛骨後筋・長屈筋・長指屈筋の筋腱と腱鞘部にあたる。
局所解剖：皮膚—皮下組織—下腿筋膜—屈筋支帯—筋骨後筋・長屈筋・長指屈筋の筋腱と腱鞘部—踵骨。
　　　　　脛骨動脈・脛骨静脈・脛骨神経が並走している。内側下腿皮神経が分布。
主　　治：足果の痛み，足指の痛み，足指の感覚異常・麻痺・無力感，下腿部の痛み。
注意事項：（1）結筋点は顆管，すなわち内果後三角靱帯と脛骨後筋・長屈筋・長指屈筋の腱鞘層にある。
　　　　　（2）恢刺法を行う際は，脛骨動脈および諸腱鞘の走行方向に沿って下方向あるいは上方向に行針する。後脛骨動脈・後脛骨神経の損傷を避けるため横方向に行針することは不適切であり，アキレス腱に深刺してはならない。
備　　考：足の少陰・太陰・太陽経筋の交会。

◇失眠次・失眠内・失眠前

失眠次

位　　置：足踵底部にあり，足踵の中心部にあたる。
局所解剖：皮膚―皮下組織―皮下脂肪層―足底筋膜―足底滑液包―踵骨。
　　　　　脛骨神経根枝が分布。
主　　治：足踵の痛み。
注意事項：（１）浅層の結筋点は皮下脂肪層にあり，深層の結筋点は足底滑液包にある。
　　　　　（２）恢刺法を行う際は，足底筋膜の方向に沿って前方向に行針する。
　　　　　（３）足底は皮膚が比較的厚いため，消毒には充分注意が必要である。
備　　考：足の少陰と太陽経筋の交会。

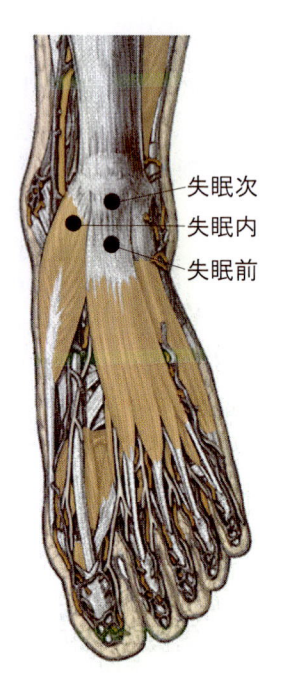

失眠内

位　　置：足踵底部にあり，足踵内側縁の中心部にあたる。
局所解剖：皮膚―皮下組織―足底筋膜・脛骨神経根枝―踵骨。
　　　　　外側下腿皮神経・脛骨神経根枝が分布。内側上方は脛骨動脈・脛骨静脈・脛骨神経が通っている。
主　　治：足踵の痛み。
注意事項：（１）結筋点は足底筋膜の脛骨神経根枝の穿入点にある。
　　　　　（２）恢刺法を行う際は，脛骨神経根枝の分布する方向に沿って足踵の方向に行針する。
　　　　　（３）踵骨内上方への刺針は行ってもよいが，脛骨動脈・脛骨静脈・脛骨神経の損傷を防ぐため赤白肉際を越えてはならない。
備　　考：足の少陰・太陰・太陽経筋の交会。

失眠前

位　　置：足踵底部にあり，足踵前縁の中心部にあたる。
局所解剖：皮膚―皮下組織―足底筋膜―骨間足底側筋―踵骨。
　　　　　前方には外側足底神経・動脈・静脈がある。
主　　治：足踵の痛み。
注意事項：（１）結筋点は足底筋膜の踵骨前縁の起点部にある。
　　　　　（２）恢刺法を行う際は，足底筋膜の線維方向に沿って前方向に行針する。しかし前方の外側足底動脈・静脈・神経の損傷を避けるため，行針幅は小さくする。
備　　考：足の少陰と太陽経筋の交会。

◇曲泉次

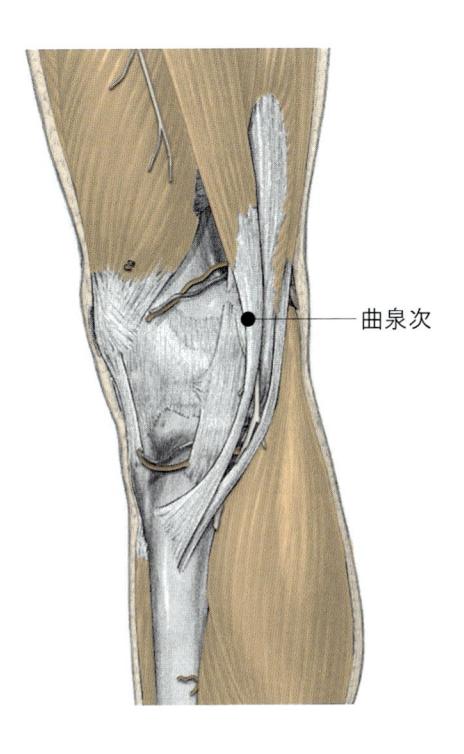

曲泉次

位　　置：膝内側部の脛骨内果上にあり，大腿薄筋滑車の転折部にあたる。
局所解剖：皮膚―皮下組織―膝筋膜―縫工筋・大腿薄筋・半腱様筋・半腱様筋の筋腱と腱鞘―脛骨内果。
　　　　　伏在神経が分布。
主　　治：膝周囲の痛み，下肢の痛み，寛骨大腿部の痛み，腰痛。
注意事項：（1）結筋点は大腿薄筋の大腿骨内果の止端部にある。
　　　　　（2）恢刺法を行う際は，大腿薄筋の筋線維方向に沿って上方向に行針する。
備　　考：足の三陰経筋の交会。

◇横骨次

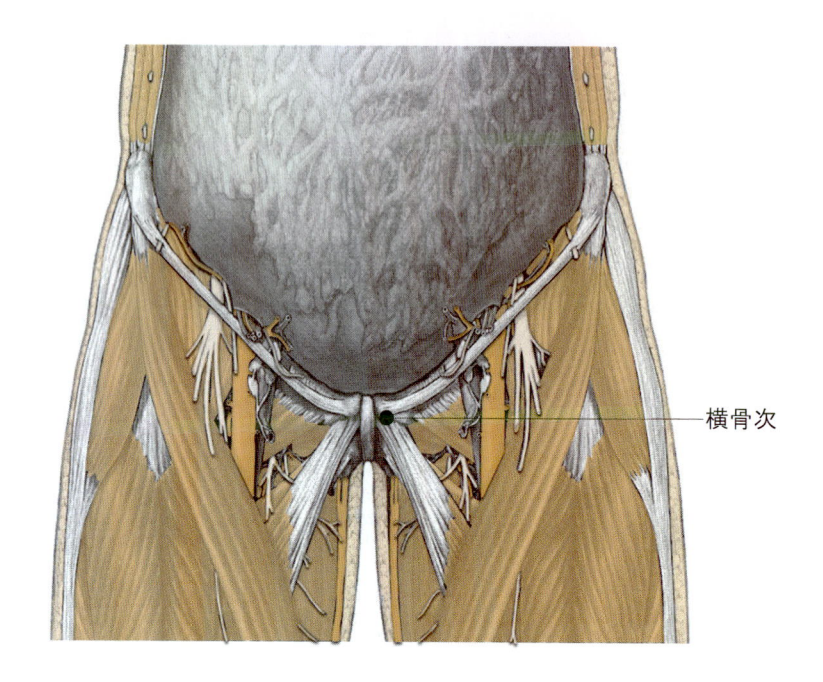

横骨次

位　　置：下腹部にあり，恥骨結節部にあたる。
局所解剖：皮膚―皮下組織―腹筋膜―恥骨筋・腹直筋・錐体筋―恥骨結節。
　　　　　腸骨鼠径神経が分布。深部は腹腔である。
主　　治：下腹部の痛み。
注意事項：（1）結筋点は大腿薄筋の大腿骨内果の止端部にある。
　　　　　（2）恢刺法を行う際は，恥骨筋・腹直筋・錐体筋の恥骨結節の抵止部にある。
　　　　　（3）腹腔に刺入しないよう深刺してはならない。
備　　考：足の三陰と陽明経筋の交会。

手の太陽経筋

◇腕骨次・陽谷次

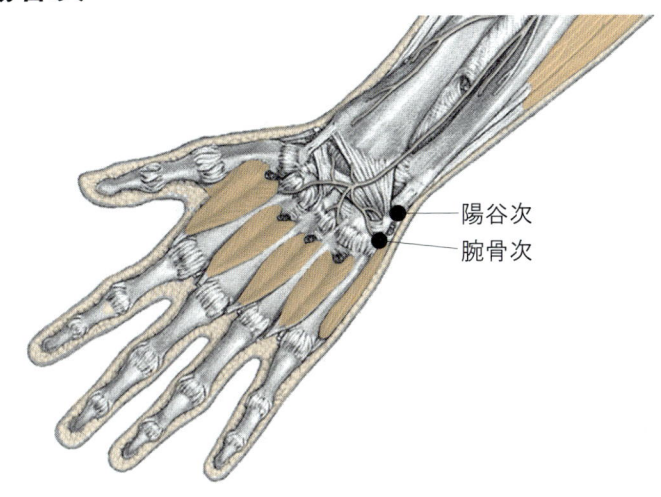

腕骨次

位　　置：手掌側にあり，手関節の豆状骨と有鈎骨の間にある。
局所解剖：皮膚―皮下組織―手掌腱膜―小指球筋・豆鈎靱帯・掌側の手根靱帯・尺骨動脈・尺骨静脈・尺骨神経枝―豆状骨・有鈎骨。
　　　　　尺骨神経掌皮枝が分布。
主　　治：腕関節の痛み，腕指の痛み，手指のしびれや異常感，小指球筋の委縮や無力感。
注意事項：（1）結筋点は掌深くの筋膜下，豆鈎靱帯および掌側の手根靱帯を構成する尺骨神経管にある。
　　　　　（2）恢刺法を行う際は，尺骨神経掌皮枝の方向に沿って上方向に行針する。
備　　考：手の太陽・少陽・少陰経筋の交会。

陽谷次

位　　置：手腕の尺側にあり，尺骨茎状突起の隆起部にあたる。
局所解剖：皮膚―皮下組織―前腕筋膜―背側手根靱帯―尺側手根伸筋―尺側側副靱帯―手根関節。
　　　　　尺骨神経背皮枝が分布。
主　　治：手根関節の痛み，腕の無力感。
注意事項：（1）結筋点は尺側手根伸筋・尺側側副靱帯・背側横靱帯間あるいは三角骨底の抵止部にある。
　　　　　（2）恢刺法を行う際は，手根伸筋の腱の方向に沿って上方向に行針する。手根横靱帯の損傷を避けるため，行針幅はできるだけ小さくする。また手根関節への誤入を防ぐため深刺し過ぎてはならない。
備　　考：手の太陽・少陽・少陰経筋の交会。

◇小海次

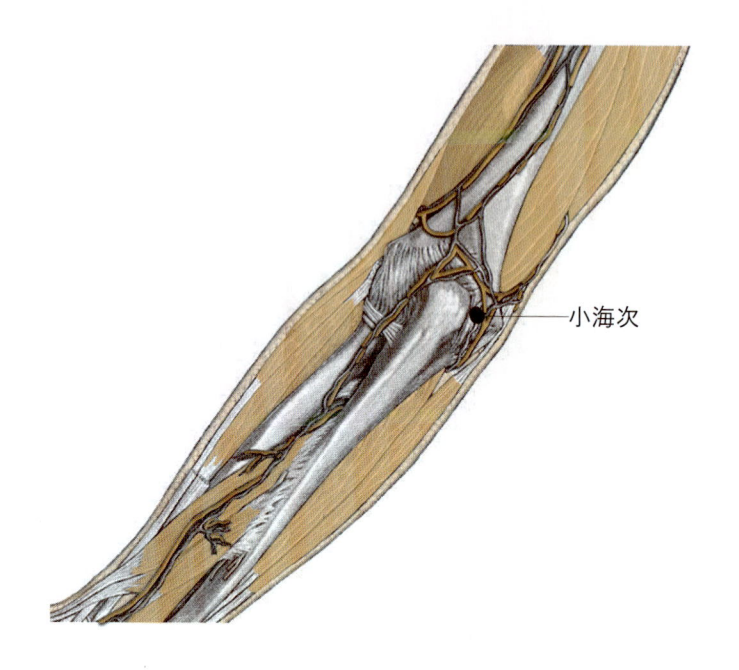

　　小海次

位　　置：肘尖内側にあり，肘尖と上腕骨内上顆の間にあたる。
局所解剖：皮膚—皮下組織—前腕筋膜—尺骨神経溝—肘関節。
　　　　　内側上腕皮神経が分布。尺骨神経溝の中には尺骨神経が通っている。
主　　治：肘関節の痛み，前腕部の痛み・麻痺・無力感・異常感覚。
注意事項：（1）結筋点は前腕筋膜層にある。
　　　　　（2）恢刺法を行う際は，尺骨神経の方向に沿って下方向に行針する。もし触電感が現れたら，針を引きあげ刺針方向を改め，尺骨神経の損傷を避けるようにする。
備　　考：手の太陽・少陽・少陰経筋の交会。

◇肩貞次・臑兪次・肩痛点次・下肩痛点・銀口次

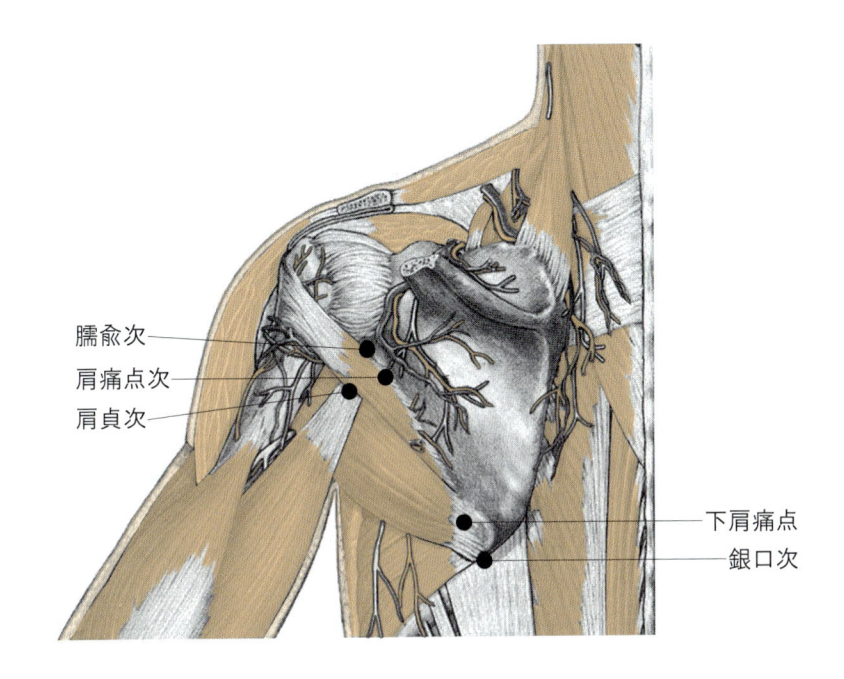

肩貞次

位　　置：脇後部にあり，大・小園筋と上腕三頭筋長頭の交錯する部位にあたる。
局所解剖：皮膚―皮下組織―前腕筋膜―大園筋・小園筋・上腕三頭筋・広背筋およびその滑液包。
　　　　　外側上腕皮神経が分布。外側の深層には橈骨神経が通っている。
主　　治：肩上腕部の痛み，肩を挙上後に伸ばした際の痛み，腰背部の痛み。
注意事項：（1）結筋点は上腕三頭筋長頭と大・小園筋の境界部，あるいは広背筋の滑液包にある。
　　　　　（2）恢刺法を行う際は，各筋の筋線維方向に沿って行針する。
備　　考：手足の太陽・少陽経筋の交会。

臑兪次

位　　置：肩後部にあり，肩甲骨の外側の肩関節窩の下縁にあたる。
局所解剖：皮膚―皮下組織―前腕筋膜―三角筋後束―上腕三頭筋長頭―肩甲骨。
　　　　　外側上腕皮神経が分布。
主　　治：肩関節の痛み。
注意事項：（1）結筋点は上腕三頭筋長頭の肩甲骨外縁の抵止部にある。
　　　　　（2）恢刺法を行う際は，上腕三頭筋長頭の筋腱の方向に沿って下方向に行針する。
備　　考：手足の太陽・少陽経筋の交会。

肩痛点次

位　　置：肩背部にあり，肩甲骨の脇縁上部にあたる。
局所解剖：皮膚―皮下組織―肩甲上筋膜―広背筋―棘下筋・小園筋―肩甲骨。
　　　　　胸神経皮枝が分布。深層は胸腔である。
主　　治：肩周囲の痛み。
注意事項：（1）結筋点は小園筋の肩甲骨外縁の起点部にある。
　　　　　（2）恢刺法を行う際は，小園筋の筋線維方向に沿って外側上方向に行針する。胸腔に刺入しないよう深刺してはならない。
備　　考：手足の太陽・少陽経筋の交会。

下肩痛点

位　　置：肩背部にあり，肩甲骨の脇縁下部にあたる。
局所解剖：皮膚―皮下組織―肩甲上筋膜―棘下筋・大園筋―肩甲骨。
　　　　　背側胸神経皮枝が分布。深層は胸腔である。
主　　治：肩周囲の痛み
注意事項：（1）結筋点は大園筋の肩甲骨外縁の起点部にある。
　　　　　（2）恢刺法を行う際は，大園筋の筋線維方向に沿って外側上方向に行針する。胸腔に刺入しないよう深刺してはならない。
備　　考：手，足の太陽・少陽経筋の交会。

銀口次

位　　置：肩背部にあり，肩甲骨の下角部にあたる。
局所解剖：皮膚―皮下組織―胸背筋膜―広背筋および滑液包―肩甲骨。
　　　　　胸神経皮枝が分布。深層は胸腔である。
主　　治：肩背部の痛み，胸痛。
注意事項：（1）結筋点は肩甲骨下角の滑液包にある。
　　　　　（2）恢刺法を行う際は，広背筋の筋線維方向に沿って外側上方に向けて行針する。胸腔に刺入しないよう深刺してはならない。
備　　考：手足の太陽・少陽経筋の交会。

手の太陽経筋　131

◇膈関次・譩譆次・神堂次・膏肓次・魄戸次・附分次

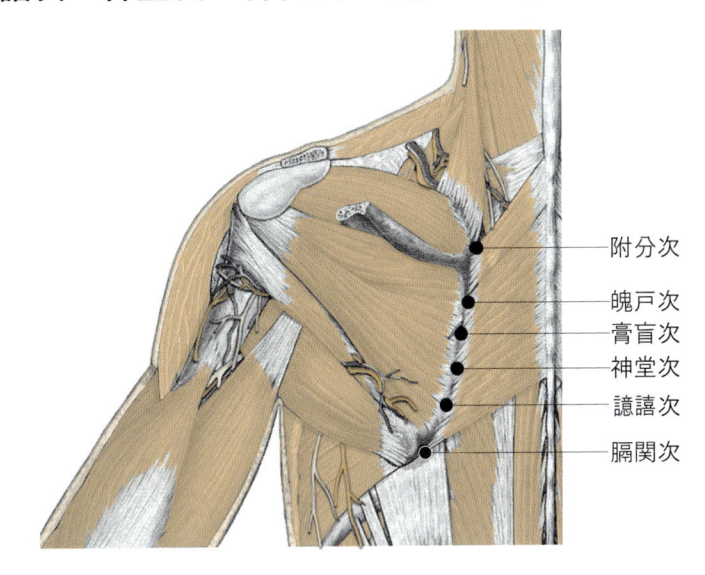

　　　　　　　　　　　　　　　　　　　　　　　附分次
　　　　　　　　　　　　　　　　　　　　　　　魄戸次
　　　　　　　　　　　　　　　　　　　　　　　膏肓次
　　　　　　　　　　　　　　　　　　　　　　　神堂次
　　　　　　　　　　　　　　　　　　　　　　　譩譆次
　　　　　　　　　　　　　　　　　　　　　　　膈関次

膈関次

位　　置：背部にあり，肩甲骨脊柱縁の第7肋骨の平行部にあたる。
局所解剖：皮膚—皮下組織—胸背筋膜—僧帽筋—菱形筋—肩甲骨。
　　　　　胸神経皮枝が分布。
主　　治：肩前部の痛み，胸痛，胸悶。
注意事項：（1）結筋点は菱形筋の肩甲骨の脊柱縁抵止部，あるいは菱形筋深層の肋骨面部にある。
　　　　　（2）恢刺法を行う際は，菱形筋の筋線維方向に沿って内側上方向に行針する。胸腔に刺入しないよう深刺してはならない。
備　　考：手足の太陽・少陽経筋の交会。

譩譆次

位　　置：背部にあり，肩甲骨脊柱縁の第6肋骨の平行部にあたる。
局所解剖：皮膚—皮下組織—胸背筋膜—僧帽筋—菱形筋—肩甲骨。
　　　　　第5・6胸椎の脊柱神経後枝・筋枝が分布。深部は胸腔である。
主　　治：胸背部の痛み，胸悶，心悸，肩背部の痛み。
注意事項：（1）結筋点は菱形筋の肩甲骨脊柱縁の抵止部，あるいは菱形筋深層の肋骨面部にある。
　　　　　（2）恢刺法を行う際は，菱形筋の筋線維方向に沿って内側上方向に行針する。
　　　　　（3）胸腔に誤入しないよう深刺してはならない。
備　　考：手足の太陽・少陽経筋の交会。

神堂次

位　　置：背部にあり，肩甲骨脊柱縁の第5肋骨の平行部にあたる。

局所解剖：皮膚―皮下組織―胸腰筋膜―僧帽筋―菱形筋―肩甲骨。
　　　　　第4・5胸椎の脊柱神経後枝・筋枝が分布。深部は胸腔である。
主　　治：胸背部の痛み，胸悶，心悸。
注意事項：（1）結筋点は菱形筋の肩甲骨脊柱縁の抵止部，あるいは菱形筋深層の肋骨面部にある。
　　　　　（2）恢刺法を行う際は，菱形筋の筋線維方向に沿って内側上方向に行針する。
　　　　　（3）胸腔に誤入しないよう深刺してはならない。
備　　考：手足の太陽経筋の交会。

膏肓次

位　　置：背部にあり，肩甲骨脊柱縁の第4肋骨と平行部にあたる。
局所解剖：皮膚―皮下組織―胸腰筋膜―僧帽筋―菱形筋―肩甲骨。
　　　　　第3・4胸椎の脊柱神経後枝・筋枝が分布。深部は胸腔である。
主　　治：胸背部の痛み，胸悶，心悸，哮喘，咳嗽。
注意事項：（1）結筋点は菱形筋の肩甲骨脊柱縁の抵止部，あるいは菱形筋深層の肋骨面部にある。
　　　　　（2）恢刺法を行う際は，菱形筋の筋線維方向に沿って外側上方向に行針する。
　　　　　（3）胸腔に誤入しないよう深刺してはならない。
備　　考：手足の太陽経筋の交会。

魄戸次

位　　置：背部にあり，肩甲骨脊柱縁の第3肋骨と平行部にあたる。
局所解剖：皮膚―皮下組織―胸腰筋膜―僧帽筋―上後鋸筋―菱形筋―肩甲骨。
　　　　　第2・3胸椎の脊柱神経後枝・筋枝が分布。深部は胸腔である。
主　　治：胸背部の痛み，肩背部の痛み，頸肩上肢の痛み，胸悶，哮喘。
注意事項：（1）結筋点は菱形筋の肩甲骨脊柱縁の抵止部，あるいは菱形筋深層の肋骨面部にある。
　　　　　（2）恢刺法を行う際は，菱形筋の筋線維方向に沿って外側上方向に行針する。
　　　　　（3）胸腔に誤入しないよう深刺してはならない。
備　　考：手足の太陽経筋の交会。

附分次

位　　置：背部の肩甲骨脊柱縁の第2肋骨と平行部にあたる。
局所解剖：皮膚―皮下組織―胸腰筋膜―僧帽筋―上後鋸筋・菱形筋―肩甲骨。
　　　　　第1・2胸椎の脊柱神経後枝・筋枝が分布。深部は胸腔である。
主　　治：胸背部の痛み，頸項部の痛み，哮喘，心悸。
注意事項：（1）結筋点は菱形筋の肩甲骨脊柱縁の抵止部，あるいは菱形筋深層の肋骨面部にある。
　　　　　（2）恢刺法を行う際は，菱形筋の筋線維方向に沿って外側上方向に行針する。
　　　　　（3）胸腔に誤入しないよう深刺してはならない。

手の少陽経筋

◇陽池次

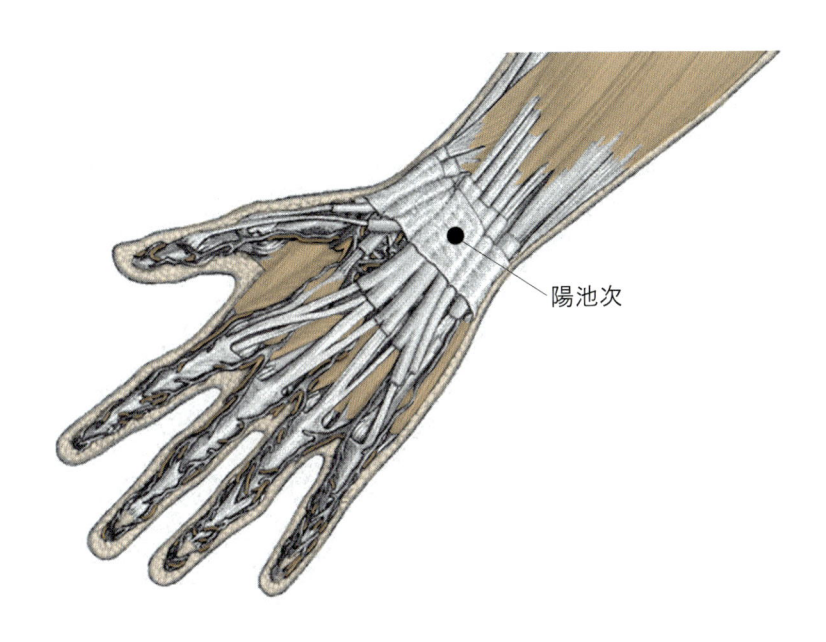

陽池次

位　　置：腕背側にあり，手根背側横紋の中点にあたる。
局所解剖：皮膚―皮下組織―横手根靱帯―指伸筋の腱鞘―総指伸筋の腱―手根関節。
　　　　　前腕皮神経が分布。
主　　治：手根関節の痛み。
注意事項：（1）結筋点は横手根靱帯および指伸筋の腱鞘層にある。
　　　　　（2）恢刺法を行う際は，指伸筋の腱方向に沿って下方向に行針する。背側の横手根靱帯の損傷を避けるため，行針幅はできるだけ小さくする。
備　　考：手の三陽経筋の交会。

◇四瀆次

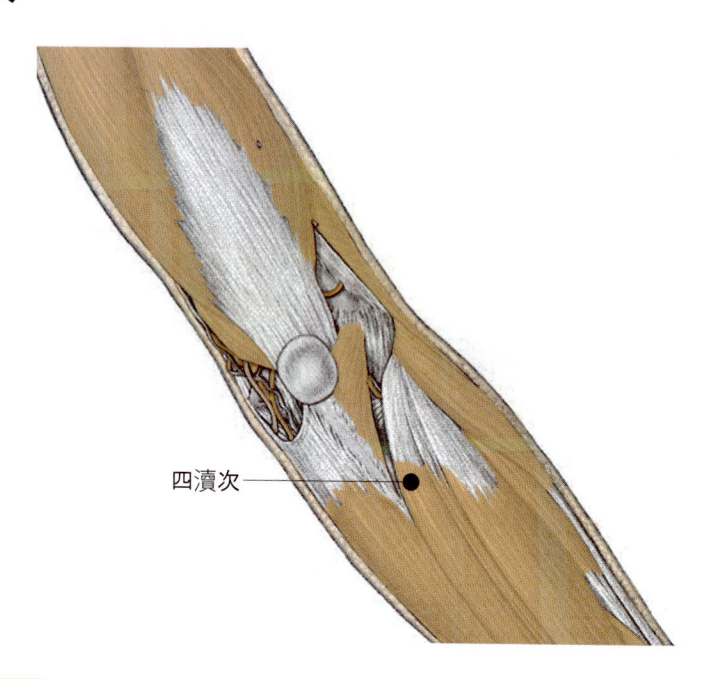

四瀆次

位　　置：前腕の背側にあり，尺骨と橈骨の間，前腕の回外筋と指伸筋の境界部にあたる。
局所解剖：皮膚―皮下組織―上腕筋膜―指伸筋・肘筋―回外筋。
　　　　　後前腕皮神経が分布。
主　　治：前腕部の痛み，手の麻痺・無力感。
注意事項：（1）結筋点は回外筋・肘筋・指伸筋の境界部にある。
　　　　　（2）恢刺法を行う際は，指伸筋・回外筋の筋線維方向に沿って下方向に行針する。
　　　　　　　背側の骨間神経と血管の損傷を避けるため，深刺してはならない。
備　　考：手の三陽経筋の交会。

◇肘尖次・天井次

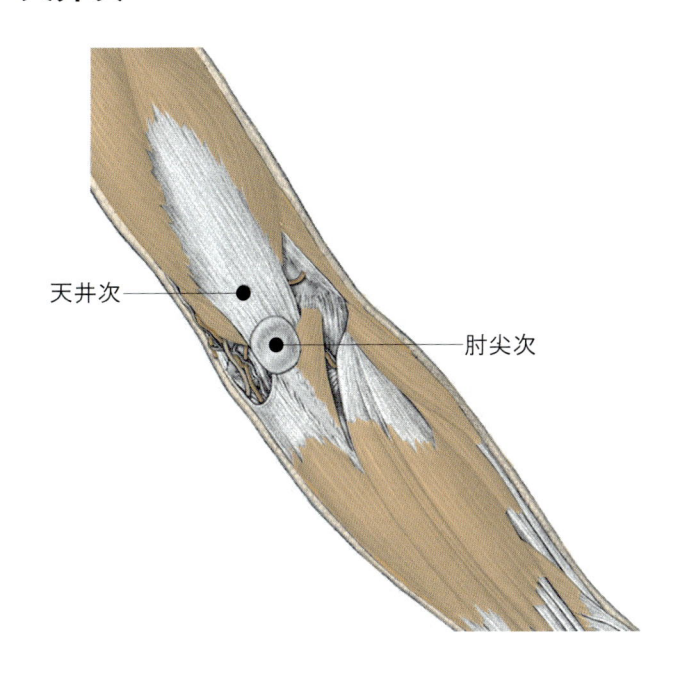

肘尖次

位　　置：肘部にあり，尺骨肘頭部にあたる。
局所解剖：皮膚―皮下組織―皮下の滑液包―肘筋膜―上腕三頭筋の腱―尺骨肘頭。
　　　　　後前腕皮神経が分布。
主　　治：肘部の痛み。
注意事項：（1）結筋点は皮下の滑液包あるいは上腕三頭筋の腱にある。
　　　　　（2）恢刺法を行う際は，上腕三頭筋の腱の線維方向に沿って下方向に行針する。
備　　考：手の三陽経筋の交会。

天井次

位　　置：肘部にあり，尺骨肘頭の上縁部にあたる。
局所解剖：皮膚―皮下組織―上腕筋膜―上腕三頭筋の腱―腱間の滑液包―上腕三頭筋の腱―腱下の滑液包―上腕骨。
　　　　　後上腕皮神経が分布。
主　　治：肘部の痛み。
注意事項：（1）浅層の結筋点は腱間の滑液包にある。深層の結筋点は腱下の滑液包にある。
　　　　　（2）恢刺法を行う際は，上腕三頭筋腱の線維方向に沿って下方向に行針する。
　　　　　（3）筋腱の損傷を避けるため，筋腱の辺縁から刺針するとよい。
備　　考：手の三陽経筋の交会。

◇消濼次

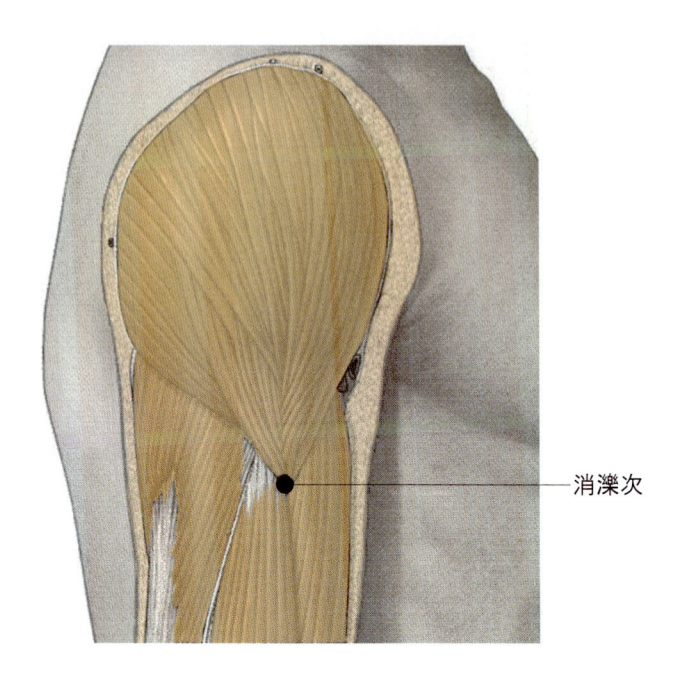

消濼次

位　　置：上腕外側の三角筋の止点前にあたる。
局所解剖：皮膚―皮下組織―上腕筋膜―三角筋・上腕三頭筋の腱―三角筋の腱下の滑液包・橈骨神経溝―上腕骨。
　　　　　後上腕皮神経が分布。その下には橈骨神経が通っている。
主　　治：上腕部の痛み，手の痹痛，肩周囲の痛み，頸肩部の痛み。
注意事項：（1）浅層の結筋点は三角筋層で，上腕三頭筋の筋線維筋腱の結合部にある。深層の結筋点は三角筋の滑液包にあり，その下は橈骨神経溝である。
　　　　　（2）恢刺法を行う際は，相関する筋層の筋線維方向に沿って上方向に行針する。触電感が現れた場合は，針を引きあげ方向や操作を改める。
備　　考：手の三陽・足の太陽経筋の交会。

手の少陽経筋　137

◇臑会次・肩髎次・肩峰・棘外・天宗次・肩甲棘

臑会次

位　　置：上腕外側にあり，三角筋後束の下部にあたる。
局所解剖：皮膚―皮下組織―上腕筋膜―三角筋後束・上腕三頭筋―肩甲骨。後上腕皮神経が分布。その下には橈骨神経が通っている。
主　　治：上腕部の痛み，肩周囲の痛み，頸肩部の痛み。
注意事項：（1）浅層の結筋点は三角筋後束層にある。深層の結筋点は上腕三頭筋外側頭の起点にある。
　　　　　（2）恢刺法を行う際は，三角筋の筋線維方向に沿って上方向あるいは下方向に行針する。
備　　考：手の三陽・足の太陽経筋の交会。

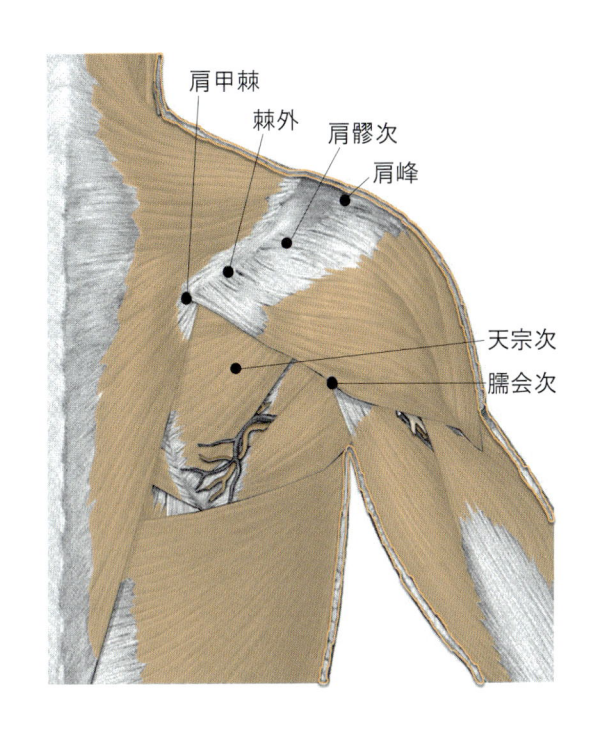

肩髎次

位　　置：肩の後側にあり，三角筋後束の肩甲棘の抵止部にあたる。
局所解剖：皮膚―皮下組織―肩周囲の筋膜―三角筋中束・後束―肩甲骨。外側鎖骨上神経が分布。深層は肩関節の関節包である。
主　　治：肩周囲の痛み，肩の機能障害，頸肩部の痛み。
注意事項：（1）浅層の結筋点は三角筋後束中にあり，深層の結筋点は三角筋後束の肩甲棘の抵止部にある。
　　　　　（2）恢刺法を行う際は，三角筋の筋線維方向に沿って後面上方向あるいは外側下方向に行針する。関節腔へ刺入する深刺をしてはならない。
備　　考：手の三陽・足の太陽経筋の交会。

肩　峰

位　　置：肩外側にあり，肩峰端部にあたる。
局所解剖：皮膚―皮下組織―皮下の滑液包―肩周囲の筋膜―三角筋中束―肩峰下の滑液包―棘上筋の腱―肩関節。

外側鎖骨上神経が分布。
主　　　治：肩関節の痛み，肩の外転時の痛み，頸肩部の痛み，肩背部の痛み。
注意事項：（1）浅層の結筋点は皮下の滑液包にある。中層の結筋点は三角筋中束の筋質層にある。深層の結筋点は肩峰下の滑液包にある。
　　　　　（2）恢刺法を行う際は，三角筋の筋線維方向に沿って下方向に行針する。関節腔への誤入を避けるため，深刺してはならない。
備　　　考：手の三陽・足の太陽経筋の交会。

棘　外

位　　　置：肩の後側にあり，肩甲棘の外側の下縁部にあたる。
局所解剖：皮膚─皮下組織─皮下の滑液包─肩周囲の筋膜─下肩甲横靱帯─肩甲上神経・血管─肩甲骨。
　　　　　肩甲上皮神経・外側上腕後神経が分布。
主　　　治：肩周囲の痛み，肩背部の痛み，頸項部の痛み。
注意事項：（1）浅層の結筋点は肩甲棘外側皮下の滑液包にある。深層の結筋点は下肩甲横靱帯層にある。
　　　　　（2）恢刺法を行う際は，肩甲上神経・血管の走行方向に沿って下方向に行針する。
備　　　考：手の三陽・足の太陽経筋の交会。

天宗次

位　　　置：肩背部にあり，棘下窩中にあたる。
局所解剖：皮膚─皮下組織─胸腰筋膜─棘下筋─肩甲骨。
　　　　　胸神経背側枝が分布。
主　　　治：肩周囲の痛み，肩背部の痛み，頸肩部や上肢のしびれ・痛み。
注意事項：（1）結筋点は棘下筋膜層あるいは筋層にある。
　　　　　（2）恢刺法を行う際は，棘下筋の筋線維方向に沿って外側上方向に行針する。
備　　　考：手の少陽・太陽，足の太陽経筋の交会。

肩甲棘

位　　　置：肩の後側にあり，肩甲骨の肩甲棘上にあたる。
局所解剖：皮膚─皮下組織─僧帽筋─僧帽筋下の滑液包─肩甲棘。
　　　　　第2・3胸椎の脊髄神経後枝が分布。
主　　　治：頸肩部の痛み，肩上腕部の痛み。
注意事項：（1）結筋点は肩甲棘僧帽筋の深面にある。
　　　　　（2）恢刺法を行う際は，僧帽筋の筋線維方向に沿って内側上方向あるいは外側下方向に行針する。
備　　　考：手の三陽・足の太陽経筋の交会。

◇天髎次

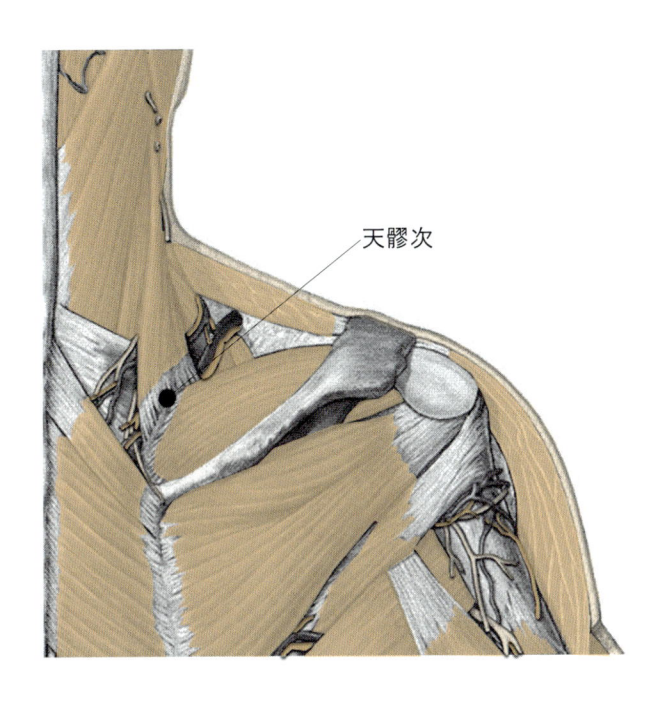

天髎次

天髎次

位　　置：背部にあり，肩甲内上角部にあたる。
局所解剖：皮膚―皮下組織―僧帽筋―肩甲挙筋―肩甲骨。
　　　　　深部は胸腔である。第1・2胸椎の脊髄神経後枝が分布。
主　　治：肩周囲の痛み，頸項部の痛み，頸肩部や上肢のしびれ・痛み，胸悶，頭痛，頭暈。
注意事項：（1）結筋点は肩甲挙筋の腱の周囲部にある。
　　　　　（2）恢刺法を行う際は，肩甲挙筋の筋線維方向に沿って上方向あるいは下方向に行針する。
備　　考：手の三陽・足の太陽経筋の交会。

◇頸1－7横突起

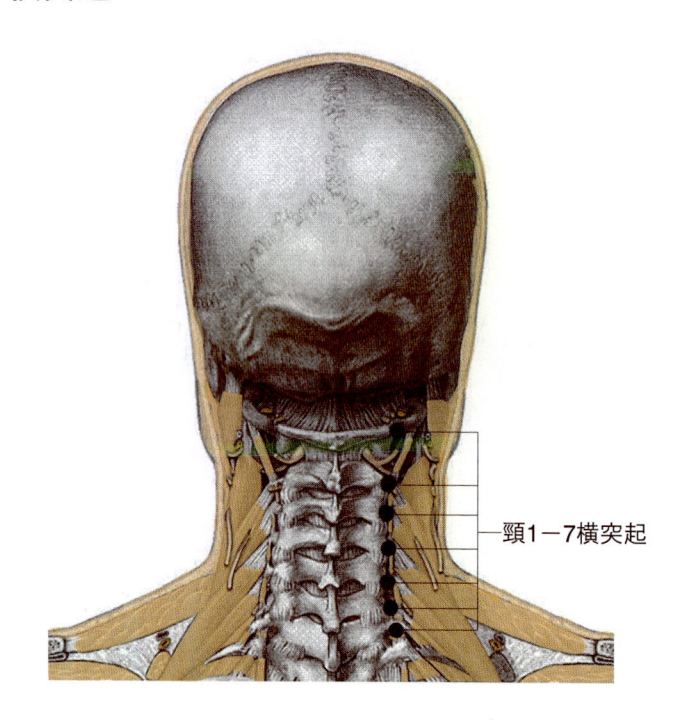

頸1－7横突起

位　　置：頸部にあり，頸1－7横突起の頂端部にあたる。
局所解剖：皮膚―皮下組織―僧帽筋・肩甲挙筋―頭板筋・頸板筋―頸椎横突起―前・後・中斜角筋。第1－7脛骨の脊髄神経後枝が分布。深部は頸神経根と腕神経叢である。
主　　治：頸肩部の痛み，肩・上腕・手指のしびれ，上肢の異常感，魚際筋の委縮。
注意事項：（1）浅層の結筋点は頭板筋・頸板筋および項筋膜層にある。深層の結筋点は頸1－7横突起の浅面と外端・肩甲挙筋の起点および斜角筋の起止点部にある。
　　　　　（2）恢刺法を行う際は，諸筋の筋線維方向に沿って行針する。触電感が現れた場合，深刺してはならず，針を引きあげ方向を改めるか，操作を停止する。
備　　考：手・足の太陽・少陽経筋の交会。

◇欠盆上

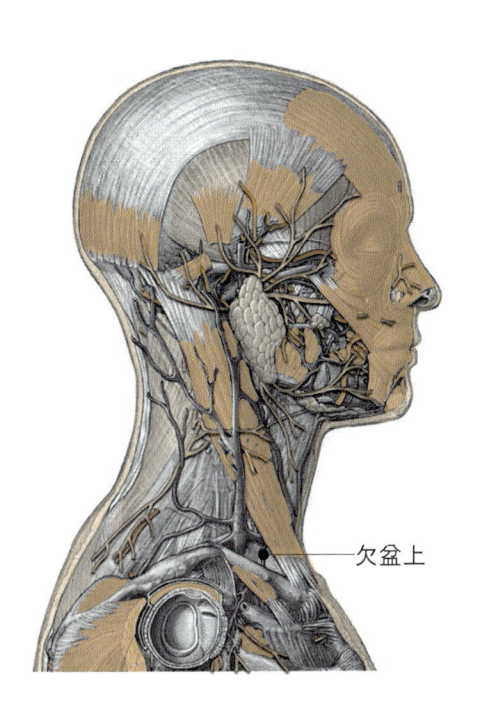

欠盆上

位　　置：頸部にあり，鎖骨上窩内の胸鎖乳突筋の鎖骨頭後縁部にあたる。
局所解剖：皮膚—皮下組織—広頸筋および頸筋膜—胸鎖乳突筋，前・中・後斜角筋，腕神経叢。頸横神経が分布。頸根深部は胸膜・胸腔・肺尖である。
主　　治：頸肩部の痛み，上肢および手指のしびれ，上肢筋肉の無力感・萎縮。
注意事項：（1）結筋病巣点は前，中斜角筋の間隙部にある。
　　　　　（2）結筋病巣点は胸腔に近いため，刺針してはならない。理筋手法・推拿療法・物理療法など無創傷性の治療方法が適している。
備　　考：手足の少陽・太陽・陽明・手の太陰経筋の交会。

◇顱息次・角孫次・和髎次・太陽次

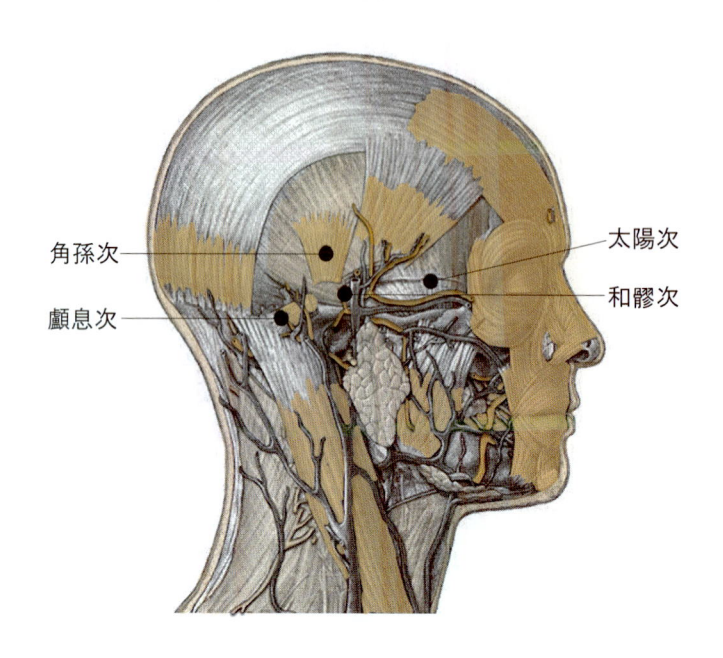

顱息次

位　　置：頭部にあり，乳突上外縁部にあたる。
局所解剖：皮膚―皮下組織―後耳介筋・大耳介神経・顔面神経後頭枝―乳突。
　　　　　三叉神経皮枝が分布。
主　　治：頭痛，耳鳴り，難聴，眩暈。
注意事項：（1）結筋病巣点は後耳介筋の起点部にある。
　　　　　（2）恢刺法を行う際は，後耳介筋の筋線維方向に沿って後頭部あるいは耳根部に向けて行針する。
備　　考：手足の少陽・太陽経筋の交会。

角孫次

位　　置：側頭部にあり，耳介上方根部にあたる。
局所解剖：皮膚―皮下組織―上耳介筋・側頭筋膜―側頭筋。
　　　　　耳介神経分枝・側頭浅動静脈前枝が分布。深部は頭蓋骨である。
主　　治：頭痛，耳鳴り，難聴，眩暈。
注意事項：（1）結筋点は上耳介筋の筋腹層にあり，前縁や側頭筋膜の付着部にも現れる。
　　　　　（2）恢刺法を行う際は，上耳介筋の筋線維方向に沿って上方向あるいは下方向に行針する。
備　　考：手足の少陽・太陽経筋の交会。

和髎次

位　　置：側頭部にあり，耳前の鬢後縁部にあたる。
局所解剖：皮膚―皮下組織―側頭筋膜―前耳介筋。
　　　　　耳介側頭神経・顔面神経が分布。
主　　治：偏頭痛，耳鳴り，難聴。
注意事項：（1）結筋点は側頭筋膜の前耳介筋層にある。
　　　　　（2）恢刺法を行う際は，耳介側頭神経の走行方向に沿って上方向あるいは下方向に行針する。細針が適しており，抜針後1分間は按圧し出血を防止する。
備　　考：手足の少陽・太陽経筋の交会。

太陽次

位　　置：側頭部にあり，側頭窩の凹陥部にあたる。
局所解剖：皮膚―皮下組織―側頭筋膜―側頭筋―頭蓋骨の人字縫合・冠状縫合・鱗状縫合の交会部。
　　　　　耳介側頭神経・頬骨顔面神経が分布。
主　　治：偏頭痛，眼精疲労。
注意事項：（1）結筋点は側頭筋膜層，あるいは側頭筋深面と骨縫の隆起部にある。
　　　　　（2）長針法で恢刺法を行う際は，側頭筋の筋線維方向に沿って上方向あるいは下方向に行針する。抜針後1分間は按圧し出血を防止する。
備　　考：手足の少陽・太陽・陽明経筋の交会。

手の陽明経筋

◇陽渓次・列欠次

陽渓次

位　　置：腕背側にあり，手根横紋の橈側端にあたる。

局所解剖：皮膚―皮下組織―前腕筋膜―外側手根側副靱帯―母指外転筋・短母指伸筋の腱―手根関節。

主　　治：手根部の痛み，腕の無力感。

注意事項：（1）結筋点は横手根靱帯・外側手根側副靱帯層にある。
　　　　　（2）恢刺法を行う際は，母指外転筋および橈側副靱帯の線維方向に沿って上方向あるいは下方向に行針する。
　　　　　（3）関節腔に誤入しないよう深刺してはならない。

備　　考：手の陽明・少陽・太陰経筋の交会。

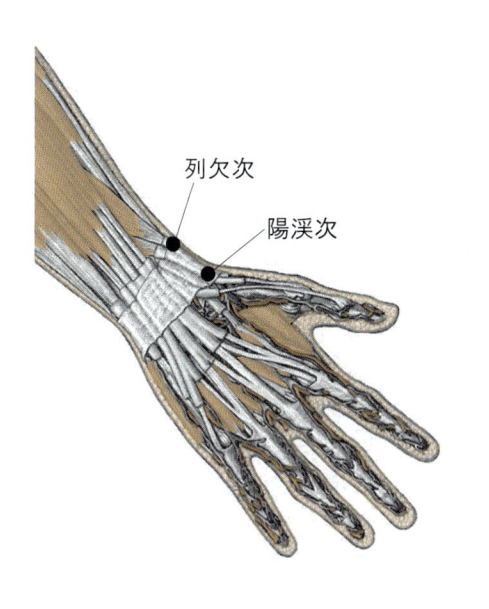

列欠次

位　　置：腕背側にあり，橈骨茎状突起の陥凹部にあたる。

局所解剖：皮膚―皮下組織―前腕筋膜―短母指伸筋の腱・母指外転筋の腱鞘・短母指伸筋・母指外転筋の腱―橈骨茎状突起。
　　　　　外側前腕皮神経・橈骨神経背側枝が分布。

主　　治：手根部の痛み，前腕部および母指の痛みを引き起こす腕部の痛み，腕の無力感。

注意事項：（1）結筋点は短母指伸筋・母指外転筋の腱鞘部にある。
　　　　　（2）恢刺法を行う際は，母指外転筋の腱および橈骨神経浅枝の方向に沿って下方向に行針する。

備　　考：手の陽明・少陽・太陰経筋の交会。

◇手三里次・上腕骨外果

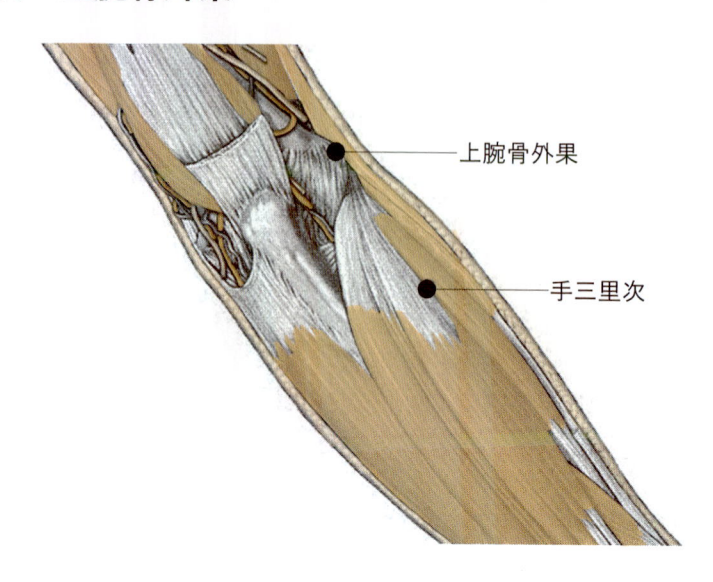

手三里次

位　　置：前腕橈側にあり，総指伸筋と回外筋の交点部にあたる。
局所解剖：皮膚—皮下組織—前腕筋膜—長・短橈側手根伸筋—総指伸筋—回外筋の腱弓—橈骨。
　　　　　橈骨神経深枝が通っており，前腕皮神経が分布。
主　　治：前腕部の痛み，前腕部および指腕部の痛み，肘関節の痛み，肩関節の痛み。
注意事項：（1）結筋点は回外筋の腱弓層，あるいは諸指伸筋の交点部にある。
　　　　　（2）恢刺法を行う際は，橈骨神経の走行方向に沿って上方向あるいは下方向に行針する。
備　　考：手の陽明・少陽経筋の交会。

上腕骨外果

位　　置：肘部にあり，上腕骨の外上果部にあたる。
局所解剖：皮膚—皮下組織—肘筋膜—長橈側手根伸筋・総指伸筋・肘筋・短橈側手根伸筋—上腕骨の外側上顆。
　　　　　前腕皮神経が分布。
主　　治：前腕部の痛み，肘関節の痛み，上肢の無力感。
注意事項：（1）結筋点は回外筋の腱弓層，あるいは諸指伸筋の交点部にある。
　　　　　（2）恢刺法を行う際は，伸筋の筋線維方向に沿って下方向に行針する。
　　　　　（3）骨膜の肥厚がある場合，短針を骨膜に刺して緩める。
備　　考：手の陽明・少陽経筋の交会。

◇肩髃次

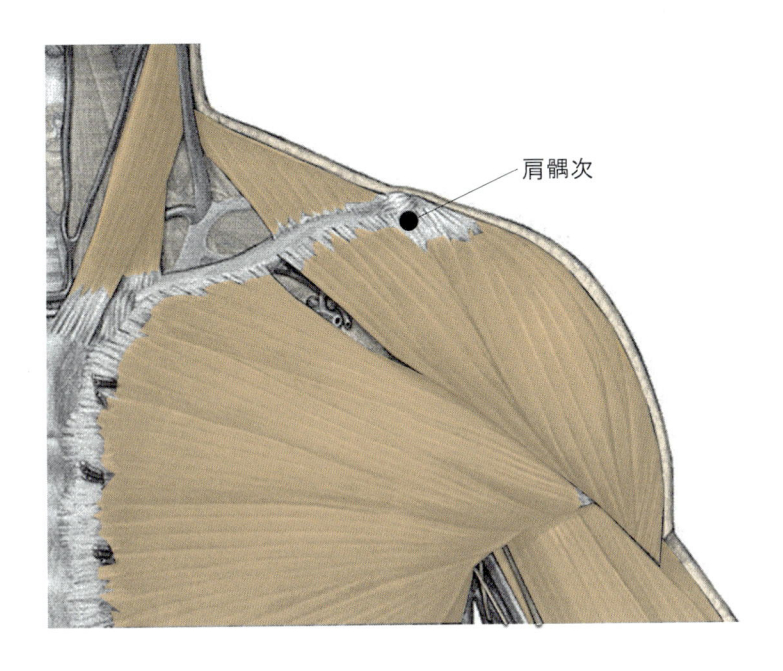

肩髃次

位　　置：肩部にあり，肩峰前方の鎖骨外端の三角筋前束の抵止部にあたる。
局所解剖：皮膚―皮下組織―上腕筋膜―三角前筋・中束―肩関節。
　　　　　外側上腕皮神経が分布。
主　　治：肩周囲の痛み，胸悶。
注意事項：（1）結筋点は肩峰前縁・三角筋前・中束間にある。
　　　　　（2）恢刺法を行う際は，三角筋の筋線維方向に沿って下方向に行針する。深刺してはならない。
備　　考：手の陽明・少陽・太陰・厥陰・足の太陽・少陽経筋の交会。

◇巨骨次

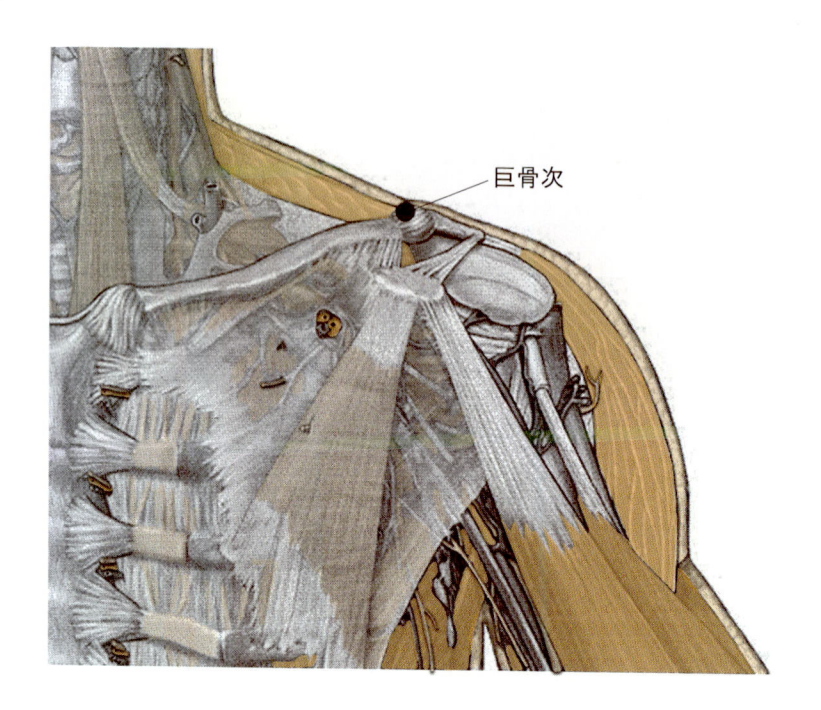

巨骨次

位　　置：肩前部にあり，肩鎖関節部にあたる。
局所解剖：皮膚—皮下組織—胸筋膜—肩鎖関節の関節包—肩鎖関節。
　　　　　鎖骨上神経が分布。
主　　治：肩関節の痛み，胸痛，胸悶。
注意事項：（1）結筋点は肩鎖関節部にある。
　　　　　（2）恢刺法を行う際は，肩鎖関節の関節包に沿って外側方向に行針する。
備　　考：手の陽明・少陽・足の太陽経筋の交会。

◇肩甲上

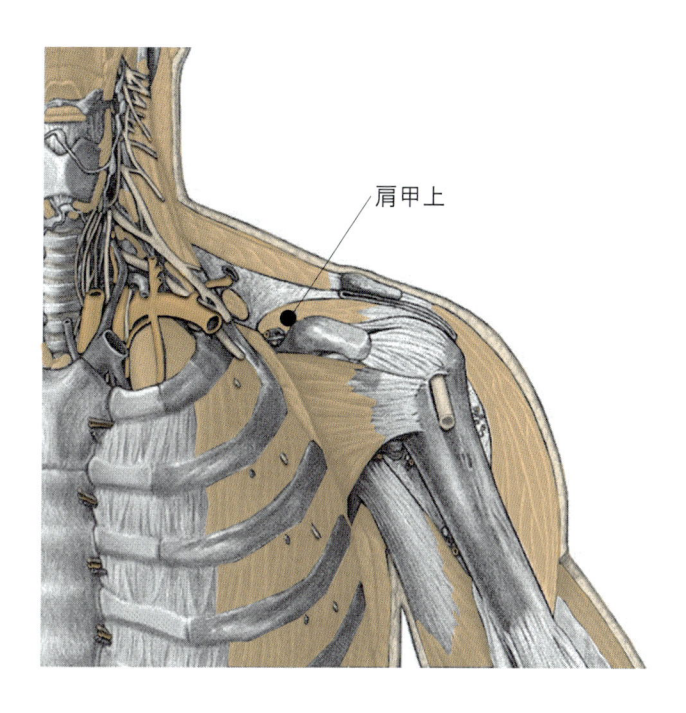

肩甲上

位　　置：肩部にあり，肩甲骨上縁の烏口突起と肩甲内角の間にあたる。
局所解剖：皮膚―皮下組織―肩甲上筋膜―僧帽筋―上肩甲横靱帯―肩甲上神経―肩甲骨上縁。
　　　　　鎖骨上皮神経が分布。その前方は胸腔がある。
主　　治：肩周囲の痛み，肩甲区の痛み，頸項部の痛み。
注意事項：（1）結筋点は肩甲横靱帯部にある。
　　　　　（2）どのような針法であっても深刺してはならない。
　　　　　（3）按摩法・推拿法が適しており，肩甲上靱帯部の結筋点を指で弾くように行う。
備　　考：手の陽明・少陽・足の太陽経筋の交会。

◇秉風次・曲垣次・肩井次

秉風次

位　　　置：肩背部にあり，棘上窩中にあたる。
局所解剖：皮膚―皮下組織―肩甲上筋膜―
　　　　　棘上筋―肩甲骨。
　　　　　鎖骨上神経が分布。
主　　　治：肩周囲の痛み，肩外転時の痛み，
　　　　　頸肩部の痛み。
注意事項：（1）結筋点は棘上筋膜あるい
　　　　　　　は棘上筋層にある。
　　　　　（2）恢刺法を行う際は，棘上筋
　　　　　　　の筋線維方向に沿って内側
　　　　　　　方向あるいは外側方向に行
　　　　　　　針する。
備　　　考：手の陽明・少陽・太陽経筋の交会。

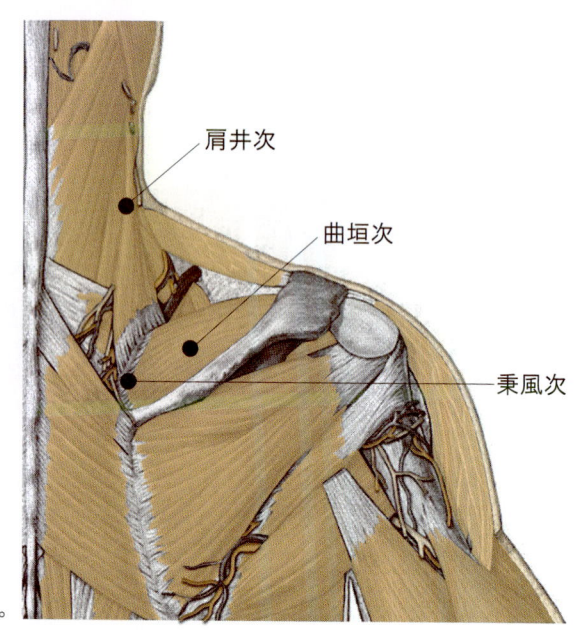

曲垣次

位　　　置：肩部にあり，肩甲骨棘上窩の内縁部にあたる。
局所解剖：皮膚―皮下組織―肩甲上筋膜―棘上筋起始部―肩甲上窩。
　　　　　胸神経皮枝が分布。
主　　　治：肩周囲の痛み，肩の外転時の痛み，頸肩部の痛み。
注意事項：（1）結筋点は肩甲上窩内縁，棘上筋の起始部にある。
　　　　　（2）恢刺法を行う際は，棘上筋の筋線維方向に沿って外側方向に行針する。
備　　　考：手の陽明・少陽・太陽経筋の交会。

肩井次

位　　　置：頸根部にあり，肩甲内上角の真上，僧帽筋上束と肩甲挙筋の交点部にあたる。
局所解剖：皮膚―皮下組織―頸筋膜―僧帽筋―肩甲挙筋―頸椎。
　　　　　鎖骨上皮神経・頸神経皮枝が分布。前内側は胸腔であり，頸動脈・総頸動脈が通っている。
主　　　治：頸肩部の痛み，胸悶，頭暈，頭痛，肩背部の痛み。
注意事項：（1）結筋点は頸根部，僧帽筋上束と肩甲挙筋の交点部にある。
　　　　　（2）恢刺法を行う際は，肩甲挙筋の筋線維方向に沿って上方向に行針する。
　　　　　（3）胸腔への誤入と，総頸動脈・椎動脈の損傷を防止するため前面下方向に深刺し
　　　　　　　てはならない。
備　　　考：手の陽明・少陽・太陽・足の太陽・少陽経筋の交会。

手の太陰経筋

◇掌指1・魚際次・太淵次

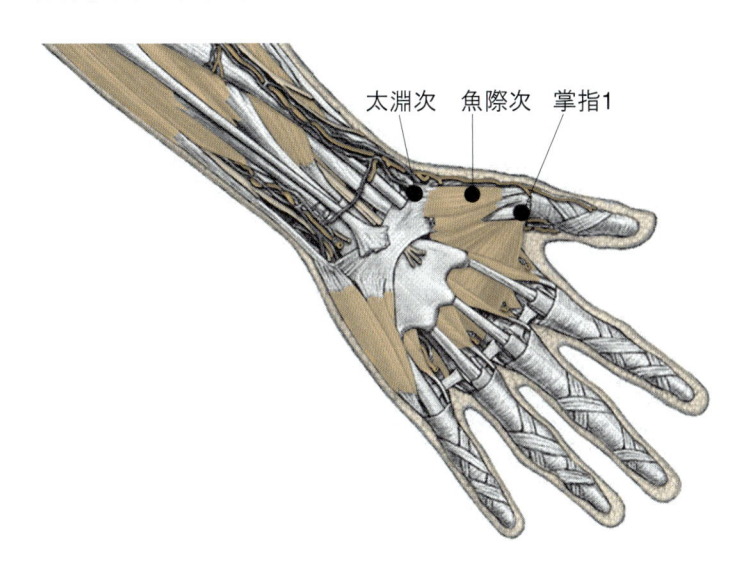

掌指1

位　　置：手掌部にあり，第1中手指関節の長母指屈筋の腱鞘部にあたる。
局所解剖：皮膚―皮下組織―長母指屈筋の腱鞘・内外側子骨―長母指屈筋の腱―第1中手指関節。
　　　　　指掌側神経が分布。
主　　治：長母指屈筋の腱鞘炎，ばね指，母指関節の痛み，母指から前腕に引っぱられる痛み。
注意事項：（1）結筋点は母指中手指節関節の両側子骨間，長母指屈筋の腱鞘部にあたる。
　　　　　（2）恢刺法を行う際は，長母指屈筋の腱の方向に沿って，上向きあるいは下向きに行針する。
　　　　　（3）針はやや太めで先はやや鋭利な物が適している。針先は腱鞘層まで刺入してよいが，筋腱の損傷を避けるため，深刺してはならない。

魚際次

位　　置：手掌側にあり，第1中手骨の内側縁，母指対立筋・母指内転筋の抵止部にあたる。
局所解剖：皮膚―皮下組織―短母指転筋―母指対立筋・母指内転筋―第1中手骨。
　　　　　掌側指神経が分布。
主　　治：母指内転筋の痛み，母指で物を掴む際の無力感，母指から前腕に引っぱられる痛み。
注意事項：（1）結筋点は第1中手骨内側縁，母指対立筋・内転筋の抵止部にある。
　　　　　（2）恢刺法を行う際は，それぞれの筋束方向に沿って内側上方向あるいは内側下方向に行針する。

太淵次

位　　置：腕の掌側にあり，手根横紋の橈側端，橈側手根屈筋の抵止部にあたる。
局所解剖：皮膚―皮下組織―前腕筋膜・掌側横手根靱帯―橈側手根屈筋―手根関節。
　　　　　外側前腕皮神経・橈骨神経浅枝が分布。外側は橈骨動脈・橈骨静脈があり，内側は橈骨神経・正中神経である。
主　　治：腕関節の痛み，手根前腕部の痛み，手根部の無力感。
注意事項：（1）結筋点は掌側横手根靱帯と橈側手根屈筋の交点部にある。
　　　　　（2）恢刺法を行う際は，橈側手根屈筋の腱の方向に沿って上方向に行針する。
　　　　　（3）橈骨動脈・橈骨静脈・橈骨神経の損傷を避けるため，内側方向・横方向に行針しないようにする。
備　　考：手の太陰・厥陰経筋の交会。

◇沢前次・尺沢次

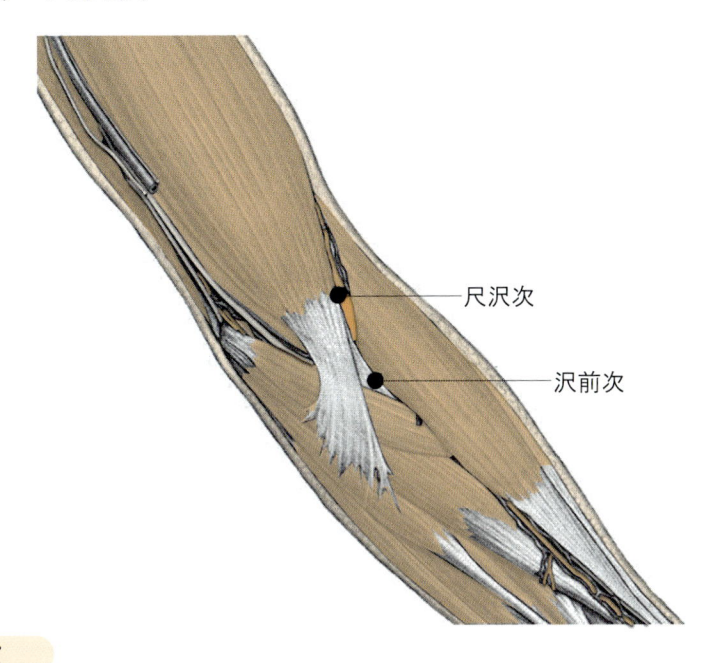

沢前次

位　　置：前腕掌側面にあり，橈骨粗面部にあたる。
局所解剖：皮膚―皮下組織―前腕筋膜―橈側手根屈筋・上腕二頭筋の腱―上腕二頭筋腱下の滑液包・尺骨橈骨間の滑液包―橈骨粗面。
　　　　　外側前腕皮神経が分布。
主　　治：前腕部の痛み，肩関節の痛み，肘関節の痛み。
注意事項：（1）結筋点は上腕二頭筋腱下の滑液包あるいは骨間の滑液包にある。
　　　　　（2）恢刺法を行う際は，上腕二頭筋の腱線維の方向に沿って上方向あるいは下方向に行針する。
　　　　　（3）前腕血管や神経の損傷を避けるため，深刺してはならない。
備　　考：手の太陰と厥陰経筋の交会。

尺沢次

位　　置：肘の屈側面にあり，上腕二頭筋の腱の橈側，肘窩横紋上にあたる。
局所解剖：皮膚―皮下組織―前腕・肘筋膜―上腕二頭筋の腱―肘関節の関節包―肘関節。
　　　　　外側前腕皮神経が分布。深部は橈骨神経が通る。
主　　治：肘関節の痛み，肘および上腕・肩関節の牽引痛。
注意事項：（1）結筋点は肘筋膜層で，上腕二頭筋の腱の橈側縁にある。
　　　　　（2）恢刺法を行う際は，上腕二頭筋の腱の方向に沿って上方向あるいは下方向に行針する。関節腔に誤入しないよう深刺してはならない。
備　　考：手の太陰・厥陰・陽明経筋の交会。

◇天府次・肩内陵次

天府次

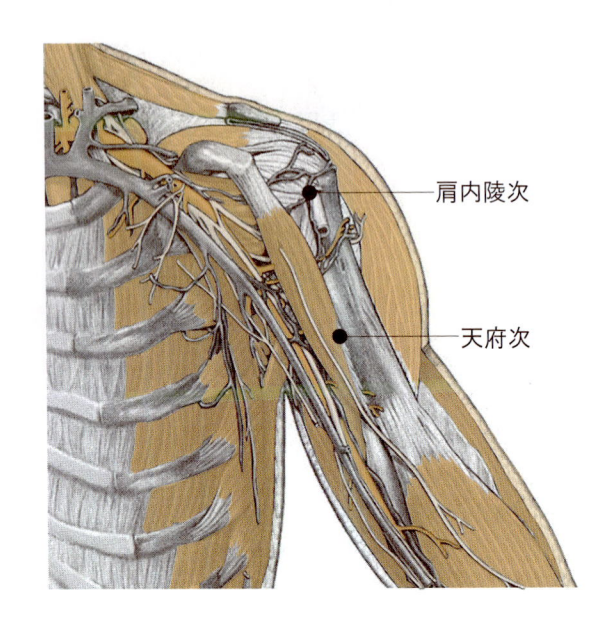

位　　置：肩部にあり，上腕骨の大結節と上腕骨の小結節稜部にあたる。

局所解剖：皮膚―皮下組織―上腕筋膜―三角筋前束・大胸筋・大円筋・小円筋―上腕骨の大結節・上腕骨の小結節稜。内側上腕皮神経が分布。

主　　治：肩周囲の痛み，胸悶，息切れ，胸痛。

注意事項：（1）浅層の結筋点は上腕筋膜層にあり，深層の結筋点は上腕骨の大結節・上腕骨の小結節稜部にある。
　　　　　（2）恢刺法を行う際は,筋束方向に沿って行針する。浅層は三角筋の筋束方向に沿って内側上方向に行針する。深層の結筋点は大胸筋の筋線維方向に沿って内側方向あるいは内側下方向に行針する。

備　　考：手の太陰・厥陰・陽明経筋の交会。

肩内陵次

位　　置：肩前部にあり，上腕骨の結節間溝中にあたる。

局所解剖：皮膚―皮下組織―上腕筋膜―三角筋―結節間横靱帯―上腕二頭筋長頭の腱鞘―上腕二頭筋の腱―上腕骨の結節間溝。

主　　治：肩の挙上時の痛み，肩の後伸・外転時の痛み。

注意事項：（1）浅層の結筋点は上腕筋膜と肩三角筋の筋束間にあり，深層の結筋点は結節間溝横靱帯と上腕二頭筋長頭の腱鞘間にある。
　　　　　（2）恢刺法を行う際は，三角筋の筋束方向，あるいは上腕二頭筋長頭の筋腱の方向に沿って上方向あるいは下方向に行針する。

備　　考：手の太陰・厥陰・陽明経筋の交会。

◇抬肩次・中府次・雲門次

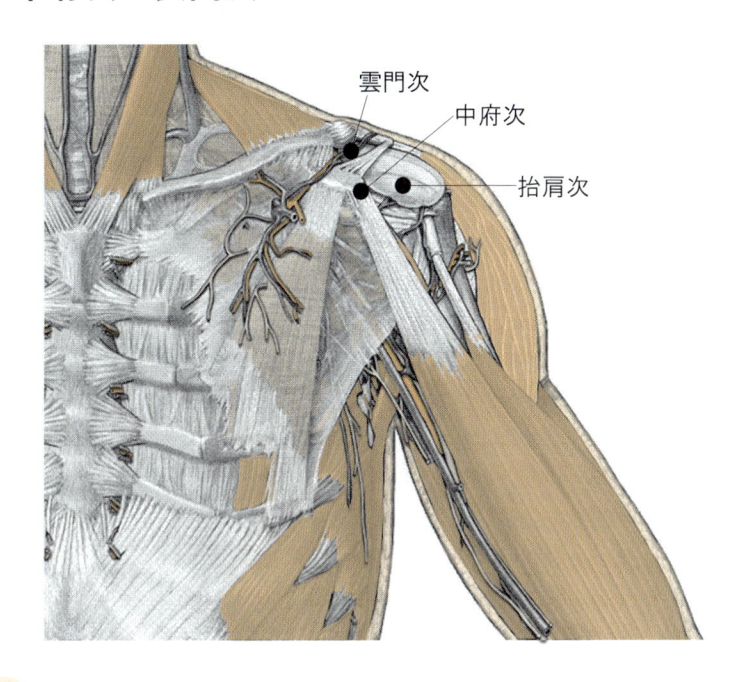

抬肩次

位　　置：肩前部にあり，肩関節窩の上縁部にあたる。
局所解剖：皮膚―皮下組織―上腕筋膜―三角筋―肩関節の関節包―上腕二頭筋長頭の腱―関節窩。
　　　　　鎖骨上皮神経・外側上腕皮神経が分布。
主　　治：肩関節の痛み，胸悶，胸痛。
注意事項：（1）浅層の結筋点は上腕筋膜と三角筋間，あるいは三角筋前束筋質間にあり，深層の結筋点は上腕二頭筋長頭の抵止部にある。
　　　　　（2）浅層の結筋点に恢刺法を行う際は，三角筋の筋束方向に沿って内側上方向あるいは外側下方向に行針する。毫針法・推拿法が適している。
備　　考：手の太陰・厥陰・陽明経筋の交会。

中府次

位　　置：肩前部にあり，鎖骨の中外3分の1の交叉部下縁，肩甲骨の烏口突起の尖端にあたる。
局所解剖：皮膚―皮下組織―胸筋膜―大胸筋―小胸筋・烏口腕筋・上腕二頭筋短頭―烏口突起の滑液包―烏口突起。
　　　　　上鎖骨神経・肋間神経が分布。内側は胸腔，内側上方は腕神経叢・鎖骨下動脈・静脈である。
主　　治：肩周囲の痛み，前胸部の痛み，胸悶，上肢の麻痺や無力感，上肢の外転時の痛み。
注意事項：（1）結筋点は烏口突起の滑液包にある。
　　　　　（2）恢刺法を行う際は，上腕二頭筋短頭の腱の方向に沿って外側下方向に行針する。

腕神経叢・鎖骨下動脈・静脈の損傷を避けるため，内側方向に針刺してはならない。胸腔に誤入しないよう深刺してはならない。
備　　考：手の太陰・厥陰・足の太陽・少陽経筋の交会。

雲門次

位　　置：前胸部にあり，鎖骨の中外3分の1の交叉部・鎖骨下縁の外側部にあたる。
局所解剖：皮膚―皮下組織―胸筋膜―大胸筋―烏口鎖骨靱帯・烏口肩峰靱帯・靱帯間の滑液包。鎖骨中間皮神経・胸部第1肋間神経が分布。内側は腕神経叢と鎖骨下動脈・鎖骨下静脈，深層は胸腔である。
主　　治：肩周囲の痛み，胸悶，胸痛。
注意事項：（1）結筋点は烏口肩峰・烏口突起の靱帯および靱帯間の滑液包にある。
（2）恢刺法を行う際は，烏口肩峰靱帯に沿って外側方向に行針する。烏口鎖骨靱帯に沿って外側上方向に行針するが，胸腔に誤入しないよう深刺してはならない。また，鎖骨下動脈・鎖骨下静脈・腕神経叢の損傷を避けるため，内側方向に行針してはならない。
（3）どのような針法であっても触電感が現れた場合は，針を引きあげ操作方向を改め，腕神経叢の損傷を避けるようにする。
備　　考：手の太陰・厥陰・足の太陽・少陽経筋の交会。

手の太陰経筋　157

◇歩廊次・神封次・霊墟次・神蔵次・彧中次・兪府次

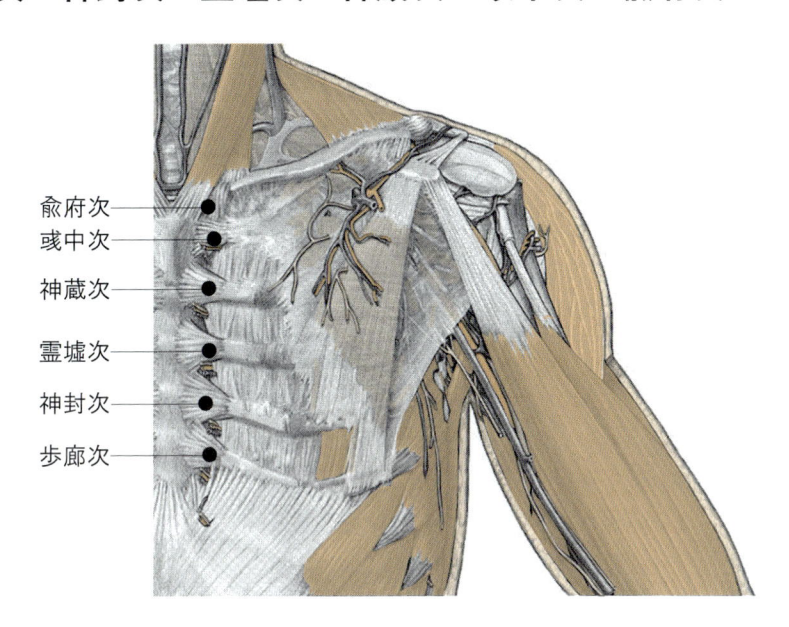

歩廊次

位　　　置：胸部にあり，第5胸肋関節部にあたる。
局所解剖：皮膚―皮下組織―大胸筋の腱膜・放射状胸肋靱帯―胸肋関節。
　　　　　　第5胸椎の脊髄神経前皮枝が分布。深部は胸腔である。
主　　　治：胸痛，心前区の痛み，胸悶，哮喘。
注意事項：（1）結筋点は大胸筋の第5胸肋関節の起始部にある。
　　　　　（2）恢刺法を行う際は，大胸筋の方向に沿って外側方向に行針する。
　　　　　（3）胸腔に誤入しないよう深刺してはならない。
備　　　考：手の三陰・足の陽明・少陽経筋の交会。

神封次

位　　　置：胸部にあり，第4胸肋関節部にあたる。
局所解剖：皮膚―皮下組織―大胸筋の腱膜・放射状胸肋靱帯―胸肋関節。
　　　　　　第4胸椎の脊髄神経前皮枝が分布。深部は胸腔である。
主　　　治：胸痛，胸悶，心前区の痛み，哮喘。
注意事項：（1）結筋点は大胸筋の第4胸肋関節の起始部にある。
　　　　　（2）恢刺法を行う際は，大胸筋の筋線維方向に沿って外側上方向に行針する。
　　　　　（3）胸腔に誤入しないよう深刺してはならない。
備　　　考：手の三陰・足の陽明・少陽経筋の交会。

霊墟次

位　　置：胸部にあり，第3胸肋関節部にあたる。
局所解剖：皮膚—皮下組織—大胸筋の腱膜・放射状胸肋靱帯—胸肋関節。
　　　　　第3胸椎の脊髄神経前皮枝が分布。深部は胸腔である。
主　　治：胸痛，胸悶，心前区の痛み。
注意事項：（1）結筋点は大胸筋の第3胸肋関節の起始部にある。
　　　　　（2）恢刺法を行う際は，大胸筋の筋線維方向に沿って外側方向に行針する。
　　　　　（3）胸腔に誤入しないよう深刺してはならない。
備　　考：手の三陰・足の陽明・少陽経筋の交会。

神蔵次

位　　置：胸部にあり，第2胸肋関節部にあたる。
局所解剖：皮膚—皮下組織—大胸筋の腱膜・放射状胸肋靱帯—胸肋関節。
　　　　　第2胸椎の脊髄神経前皮枝が分布。深部は胸腔である。
主　　治：胸痛，胸悶，心前区の痛み，哮喘。
注意事項：（1）結筋点は大胸筋の第2胸肋関節の起始部にある。
　　　　　（2）恢刺法を行う際は，大胸筋の筋線維方向に沿って外側方向に行針する。
　　　　　（3）胸腔に誤入しないよう深刺してはならない。
備　　考：手の三陰・足の陽明・少陽経筋の交会。

彧中次

位　　置：胸部にあり，第1胸肋関節部にあたる。
局所解剖：皮膚—皮下組織—大胸筋の腱膜・放射状胸肋靱帯—胸肋関節。
　　　　　第1胸椎の脊髄神経前皮枝が分布。深部は胸腔である。
主　　治：胸痛，胸悶，咽部の異物感。
注意事項：（1）浅層の結筋点は大胸筋の第1胸肋関節の起始部にある。
　　　　　（2）恢刺法を行う際は，大胸筋の筋線維方向に沿って外側方向に行針する。
　　　　　（3）胸腔に誤入しないよう深刺してはならない。
備　　考：手の三陰・足の陽明・少陽経筋の交会。

兪府次

位　　置：胸部にあり，鎖骨と胸骨体外縁の交点部にあたる。
局所解剖：皮膚—皮下組織—大胸筋の腱膜・胸鎖乳突筋胸骨頭の腱膜—胸鎖関節の関節包。
　　　　　第1胸椎の脊髄神経前皮枝が分布。深部は胸腔である。
主　　治：胸痛，胸悶，咽部の異物感，頸項部の痛み。
注意事項：（1）結筋点は大胸筋鎖骨部・胸筋部の起始部にある。深層の結筋点は胸鎖関節の関

　　　　　節包にある。
　　（2）恢刺法を行う際は，大胸筋の筋線維方向に沿って外側方向に行針する。
　　（3）胸腔に誤入しないよう深刺してはならない。
備　　考：手の三陰・足の陽明・少陽経筋の交会。

手の厥陰経筋

◇掌指2－4

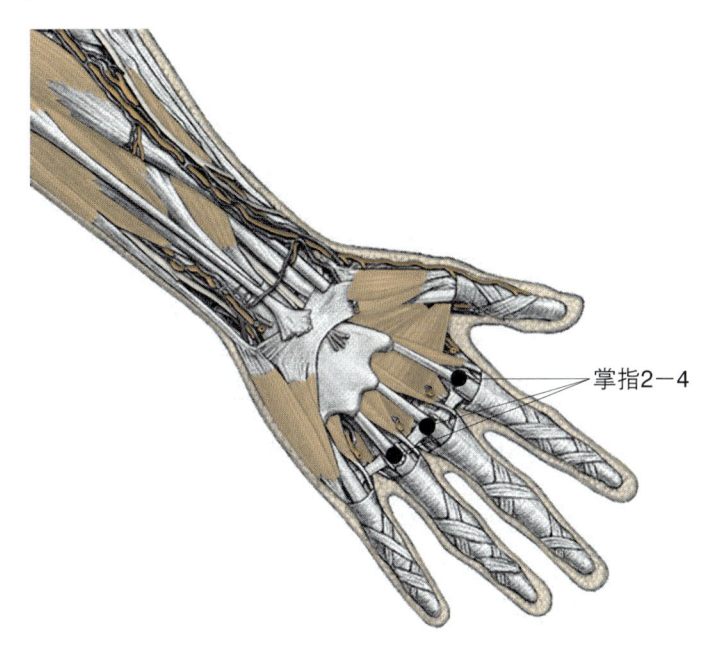

掌指2－4

位　　置：掌側面にあり，第2～4各中手指節関節の掌側面部にあたる。全部で3点ある。
局所解剖：皮膚―皮下組織―手掌筋膜―指屈筋の腱鞘―指屈筋の腱―中手指節の関節包―中手指節関節。
　　　　　指掌の固有神経が分布。
主　　治：中手指節関節の痛み，指屈筋の腱鞘炎，ばね指。
注意事項：（1）結筋点は各中手指節関節の浅指屈筋の腱鞘部にある。
　　　　　（2）恢刺法を行う際は，指屈筋の腱の方向に沿って上方向あるいは下方向に行針する。指屈筋の腱の損傷を避け，関節腔に誤入しないよう深刺してはならない。

◇大陵次

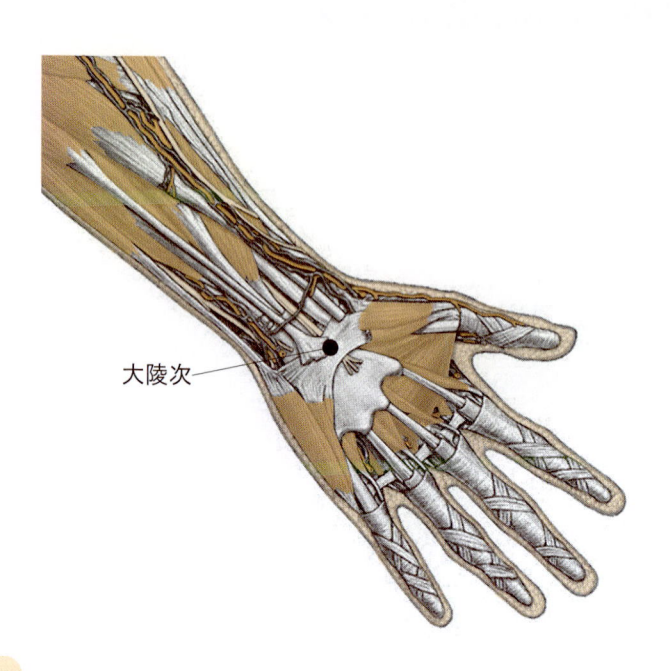

大陵次

位　　置：腕の掌側面にあり，手根横紋の中点部にあたる。
局所解剖：皮膚—皮下組織—掌側の手根横靱帯—長掌筋の腱・長，短指屈筋の腱・正中神経—橈側手根屈筋の腱・手根関節。
　　　　　正中神経掌枝が分布。
主　　治：腕関節の痛み，腕部の痛みから引き起こされる指の痛み，手指の麻痺。
注意事項：（1）結筋点は掌側横手根靱帯と緒屈筋の腱間にある。
　　　　　（2）恢刺法を行う際は，筋腱・神経の走行方向に沿って上方向あるいは下方向に行針する。
　　　　　（3）刺針の際，触電感が現れた場合，針を引きあげ方向を改め，神経と血管の損傷を避けるようにする。
備　　考：手の三陰経筋の交会。

◇臂中次・沢下次・曲沢次

臂中次

位　　置：前腕屈曲面の中点にあり，円回内筋の下縁部にあたる。
局所解剖：皮膚―皮下組織―前腕筋膜―橈側上根屈筋・長掌筋・総指屈筋―円回内筋・正中神経・橈骨動脈・橈骨静脈。
外側前腕皮神経が分布。
主　　治：前腕部の痛み，前腕旋回時の痛み。
注意事項：（1）結筋点は円回内筋と緒屈筋の交点部にある。
　　　　　（2）恢刺法を行う際は，諸屈筋の筋線維方向に沿って上方向あるいは下方向に行針する。
備　　考：手の三陰経筋の交会。

沢下次

位　　置：肘の屈曲面にあり，尺骨橈骨間の中上部の3分の1の所にあたる。
局所解剖：皮膚―皮下組織―前腕筋膜―長指屈筋・上腕筋・円回内筋―尺骨。
深部には前腕動脈・前腕静脈・正中神経がある。前腕皮神経が分布。
主　　治：前腕部の痛み，肘部の痛み，前腕・腕指の麻痺。
注意事項：（1）結筋点は長指屈筋と円回内筋層にある。
　　　　　（2）恢刺法を行う際は，指屈筋の筋線維方向に沿って外側上方向あるいは下方向に行針する。
備　　考：手の三陰経筋の交会。

曲沢次

位　　置：肘部にあり，肘窩横紋中の上腕二頭筋の尺側縁にあたる。
局所解剖：皮膚―皮下組織―肘筋膜―上腕二頭筋の腱・上腕動脈・上腕静脈・正中神経―肘関節。
筋皮神経・前腕内側皮神経が分布。深部は肘関節である。
主　　治：肘関節の痛み。
注意事項：（1）結筋点は肘筋膜と上腕二頭筋の交点部にある。
　　　　　（2）恢刺法を行う際は，上腕二頭筋の腱の方向に沿って上方向あるいは下方向に行針する。正中神経・上腕動脈・上腕静脈の損傷を避けるため，尺側に向けて針刺してはならない。
備　　考：手の三陰経筋の交会。

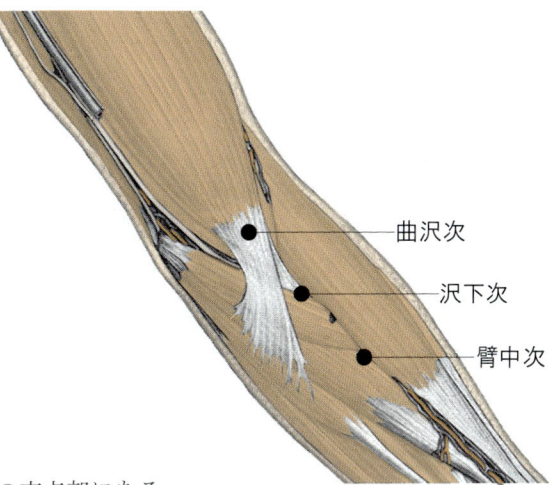

◇肱中次

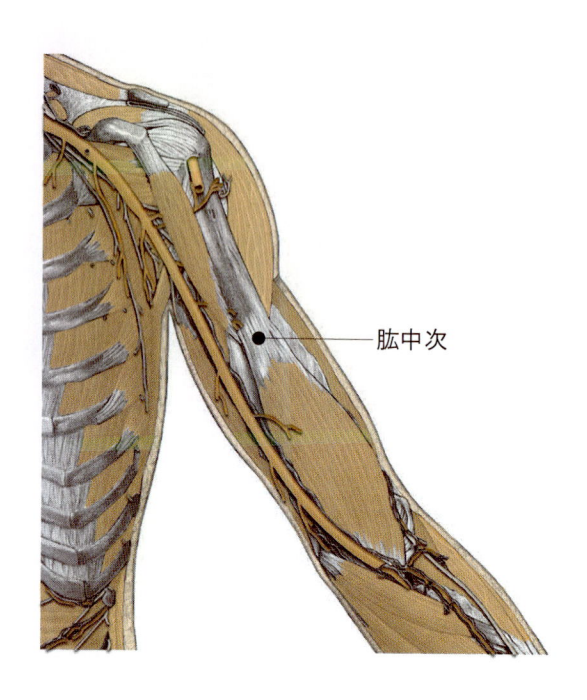

肱中次

位　　置：上腕部にあり，上腕骨の屈曲面中点部にあたる。
局所解剖：皮膚―皮下組織―上腕筋膜―上腕二頭筋―上腕筋・烏口腕筋―上腕骨。
　　　　　内側上腕皮神経が分布。深部は肘関節である。
主　　治：上腕部の痛み，肩痛が肘から腕まで広がる。
注意事項：（1）浅層の結筋点は上腕筋膜層にあり，深層の結筋点は上腕筋と烏口腕筋の交会部
　　　　　　　にあたる。
　　　　　（2）恢刺法を行う際は，上腕筋の筋線維方向に沿って下方向に行針する。
備　　考：手の三陰経筋の交会。

◇挙肩次

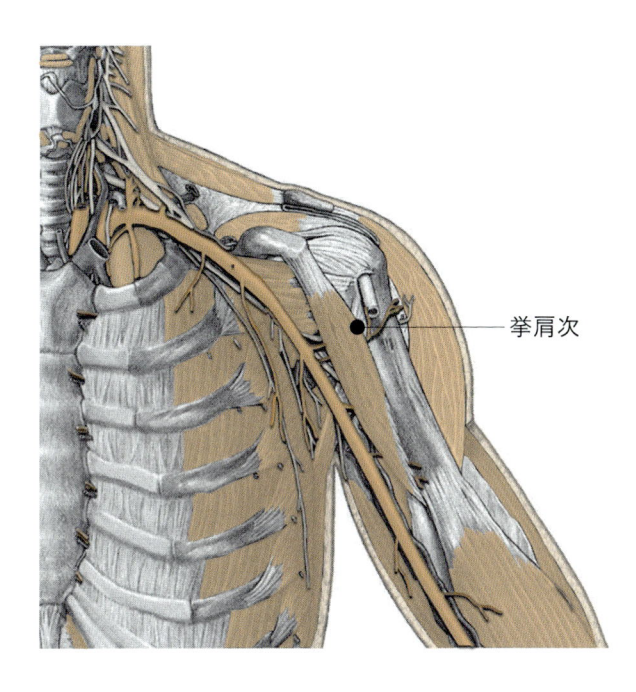

挙肩次

位　　置：腋窩前部にあり，烏口腕筋の筋腹部にあたる。
局所解剖：皮膚―皮下組織―前腕筋膜―烏口腕筋―肩甲下筋の腱および滑液包―上腕骨。
　　　　　内側上腕皮神経が分布。内側は腋窩動脈・腋窩静脈・正中神経が通っている。
主　　治：肩関節の痛み，肩および肘関節の牽制痛，肩の後伸時の痛み。
注意事項：（1）浅層の結筋点は烏口腕筋の筋腹層にあり，深層の結筋点は外側上方，肩甲下筋腱下の滑液包にある。
　　　　　（2）恢刺法を行う際は，烏口腕筋の筋線維方向に沿って下方向に行針する。
　　　　　（3）胸腔に誤入しないように内側方向に深刺してはならない。
備　　考：手の厥陰・太陰・少陰・足の太陽経筋の交会。

◇屋翳次・膺窓次・乳根次

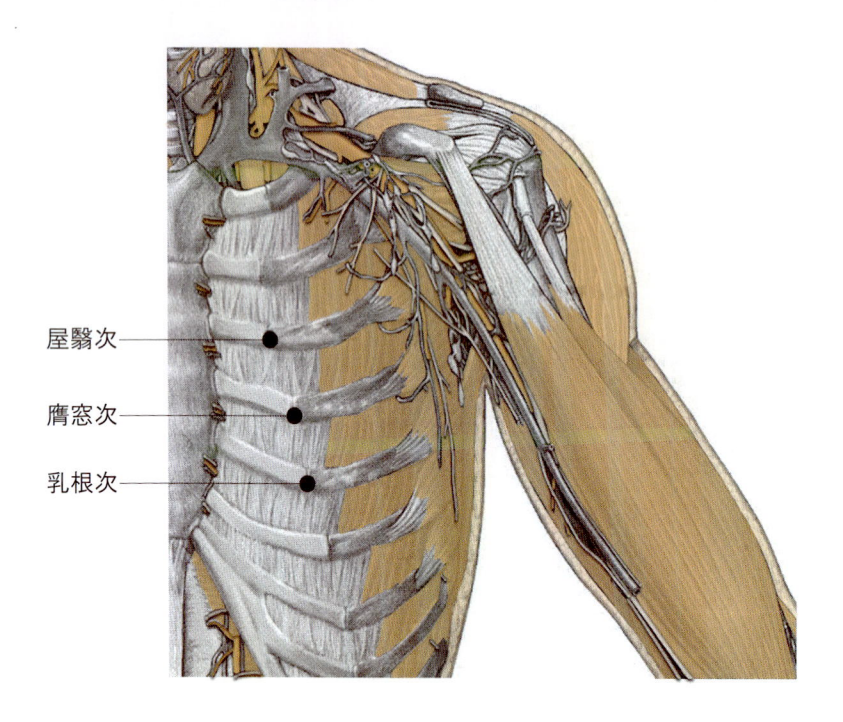

屋翳次

位　　置：胸部にあり，第3肋骨と肋軟骨の結合部にあたる。
局所解剖：皮膚―皮下組織―大胸筋―小胸筋―肋骨・肋軟骨。
　　　　　第2胸椎の脊髄神経皮枝が分布。深部は胸腔である。
主　　治：胸痛，胸悶，頸肩部の痛み，手の麻痺や無力感。
注意事項：（1）結筋点は小胸筋の第3肋骨と肋軟骨の結合部の抵止部にある。
　　　　　（2）恢刺法を行う際は，小胸筋の筋線維方向に沿って外側上方向に行針する。
　　　　　（3）胸腔に誤入しないよう深刺してはならない。
備　　考：手の三陰・足の少陽経筋の交会。

膺窓次

位　　置：胸部にあり，第4肋骨と肋軟骨の結合部にあたる。
局所解剖：皮膚―皮下組織―大胸筋―小胸筋―第4肋骨。
　　　　　第3胸椎の脊髄神経皮枝が分布。深部は胸腔である。
主　　治：胸痛，胸悶，頸肩部の痛み，上肢の麻痺や無力感。
注意事項：（1）結筋点は小胸筋の第4肋骨と肋軟骨の結合部の抵止部にある。
　　　　　（2）恢刺法を行う際は，小胸筋の筋線維方向に沿って外側上方向に行針する。
　　　　　（3）胸腔に誤入しないよう深刺してはならない。

備　　考：手の三陰・足の少陽経筋の交会。

乳根次

位　　置：胸部にあり，第5肋骨と肋軟骨の結合部にあたる。
局所解剖：皮膚—皮下組織—大胸筋—小胸筋—第5肋骨・肋軟骨。
　　　　　第5胸椎脊髄神経皮枝が分布。深部は胸腔である。
主　　治：胸痛，腹痛，心前区の痛み，頸肩部の痛み。
注意事項：（1）結筋点は小胸筋の第5肋骨と肋軟骨の結合部の抵止部にある。
　　　　　（2）恢刺法を行う際は，小胸筋の筋線維方向に沿って外側上方向に行針する。
　　　　　（3）胸腔に誤入しないよう深刺してはならない。
備　　考：手の三陰・足の少陽・陽明経筋の交会。

手の少陰経筋

◇掌指 5

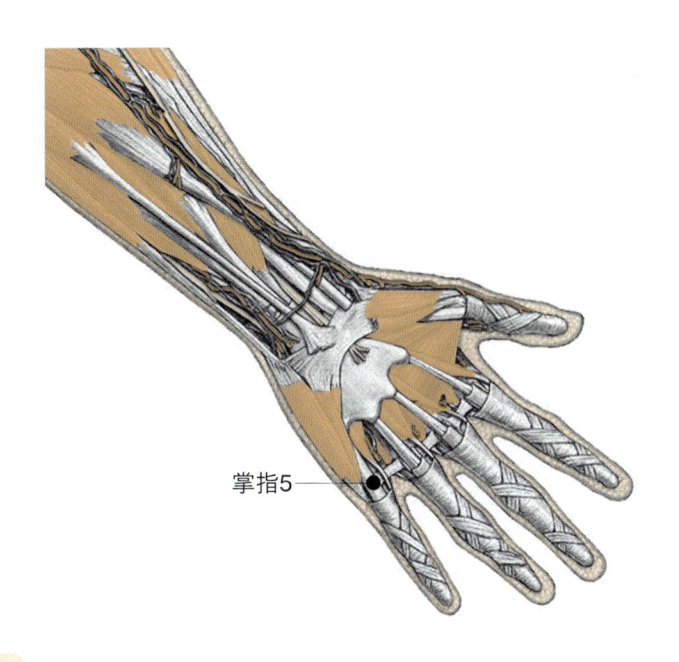

掌指5

掌指 5

位　　置：第 5 中手指節関節の掌側面にある。
局所解剖：皮膚―皮下組織―手掌筋膜―第 5 指屈筋の腱鞘―短小指屈筋の腱・長小指屈筋の腱。
　　　　　尺骨神経の掌枝が分布。
主　　治：第 5 中手指節関節の痛み，腱鞘炎。
注意事項：（1）結筋点は第 5 指屈筋の腱鞘層にある。
　　　　　（2）恢刺法を行う際は，第 5 指屈筋の腱の走行方向に沿って上方向あるいは下方向に行針する。

◇神門次

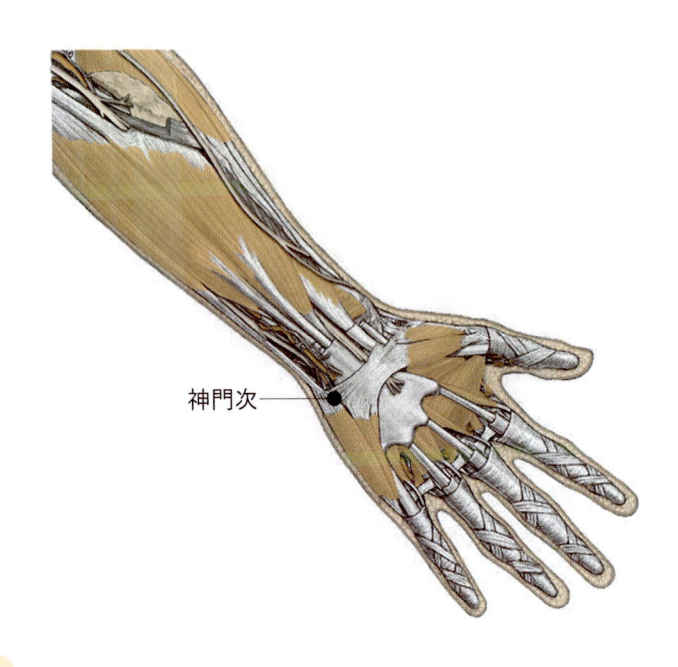

神門次

位　　置：手根部の掌側にあり，手根横紋の尺側端，尺側手根屈筋の手根骨の抵止部にあたる。
局所解剖：皮膚—皮下組織—前腕筋膜・掌側の横手根靱帯—尺側手根屈筋の腱・尺骨神経・尺骨動脈・尺骨静脈。
　　　　　尺骨神経の掌枝が分布。
主　　治：手根関節の痛み，腕の無力感，手指の麻痺，指や手首の違和感。
注意事項：（1）結筋点は掌側の横手根靱帯下層，尺側手根屈筋・内側手根側副靱帯の抵止部にある。
　　　　　（2）恢刺法を行う際は，尺骨神経の走行方向に沿って上方向あるいは下方向に行針する。
　　　　　（3）尺骨神経と血管を誤って損傷する恐れがあるため，橈側に向けた針刺や行針は適さない。
備　　考：手の少陰・厥陰・太陽経筋の交会。

◇少海次・肱骨内顆

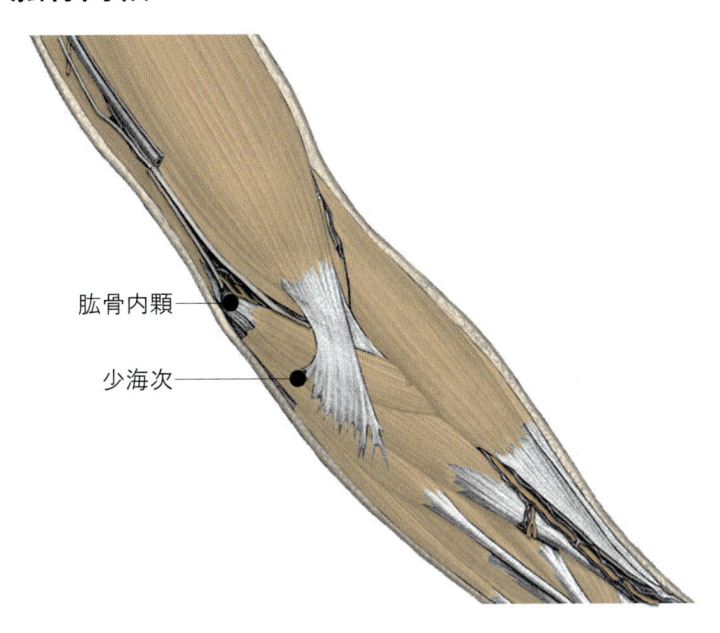

少海次

位　　置：肘の屈曲面にあり，肘窩横紋の尺側端にある。
局所解剖：皮膚―皮下組織―肘筋膜―上腕二頭筋の腱膜―円回内筋・上腕筋。
　　　　　内側前腕皮神経が分布。深層には肘関節の関節包がある。
主　　治：肘関節の痛み，前腕部の痛み。
注意事項：（1）結筋点は肘筋膜層あるいは上腕二頭筋の腱膜層にある。
　　　　　（2）恢刺法を行う際は，上腕二頭筋の腱膜の方向に沿って上方向あるいは外側下方向に行針する。
備　　考：手の少陰・厥陰・太陽経筋の交会。

肱骨内顆

位　　置：肘の屈曲面にあり，上腕骨の内側上顆部にあたる。
局所解剖：皮膚―皮下組織―肘筋膜―尺側手根屈筋・長掌筋・橈側手根屈筋・総指屈筋・円回内筋・肘筋など諸筋腱―上腕骨の内側上顆。
主　　治：肘関節の痛み，書写時の肘痛，手根屈伸時の痛み。
注意事項：（1）結筋点は上腕骨の内側上顆の諸屈筋付着部にある。
　　　　　（2）恢刺法を行う際は，諸屈筋の筋線維方向に沿って下方向に行針する。
　　　　　（3）尺骨神経異位の者は，尺骨神経の損傷を避けるため注意する。
備　　考：手の少陰・厥陰・太陽経筋の交会。

◇青霊次・極泉次

青霊次

位　　置：上腕の尺側中部にあり，上腕二頭筋・上腕三頭筋の筋間溝中にあたる。
局所解剖：皮膚―皮下組織―上腕筋膜―内側上腕筋間溝・上腕二頭筋・上腕三頭筋―正中神経・尺骨神経・上腕動脈・上腕静脈。
　　　　　深部は上腕骨である。内側上腕皮神経が分布。
主　　治：肩腕部の痛み，上腕・肘・前腕部の痛みや違和感，前腕部の無力感や麻痺。
注意事項：（1）結筋点は上腕筋膜下，内側上腕筋間溝部にある。
　　　　　（2）恢刺法を行う際は，筋間隙中の神経と血管の走行方向に沿って下方向あるいは上方向に行針する。
備　　考：手の三陰・太陽経筋の交会。

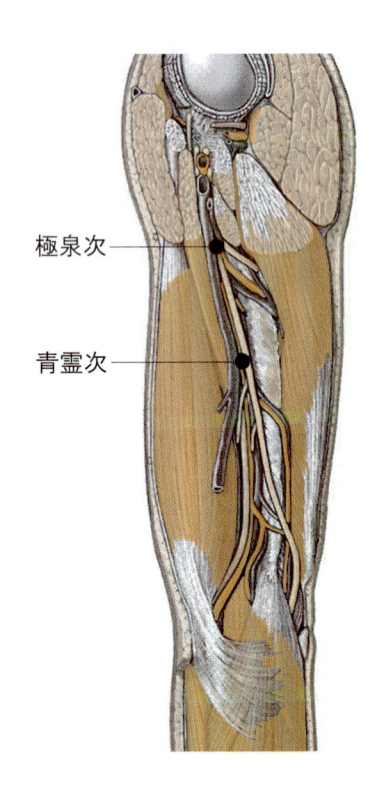

極泉次

位　　置：腋窩頂上部にあり，腋窩動脈拍動部にあたる。
局所解剖：皮膚―皮下組織―腋窩筋膜―小胸筋・腕神経叢・腋窩動脈・腋窩静脈・肩甲下筋・上腕二頭筋―上腕骨。
　　　　　内側は胸腔がある。内側上腕皮神経が分布。
主　　治：肩関節の痛み，頸肩腕部の麻痺・痛み・無力感，手指および腕部の異様感覚。
注意事項：（1）結筋点は腋窩の筋膜層にある。
　　　　　（2）結筋点を取る際は，上腕の外転位で，上腕二頭筋の短頭筋の腱に触れるか動脈拍動部周囲の結筋点に沿って取る。針刺療法は慎重に行う。強力な推拿法治療が適している。
備　　考：手の三陰・三陽・足の太陽・少陽経筋の交会。

あとがき

　経筋理論は，針灸学における重要な構成要素であり，経筋病は，臨床でも多発する病症である。特に中高年以上で常見され，治りにくい痛みやしびれの多くは，経筋に蓄積した損傷が原因である。さらに経絡や内臓の疾病の多くも，経筋病が影響して引き起こされる場合がある。

　経筋の作用は，「骨格を束ね，関節を滑らかにすること」である。現代医学の解剖学や生理学による分析から，「十二経筋」とは，古代医家が示した12本の運動力線の観点から検証した，人体筋肉学・靱帯学およびその付属組織が分布する法則を総括したものであることがわかる。筋肉や靱帯の起始点およびその付属組織は，人体が活動するときに力を受ける点であり，通常の活動以外でも容易に損傷する部位である。とくにもともと保護する役割をもつ付属組織，たとえば，滑液包・腱鞘・脂肪層・滑車・子骨・副支持帯・骨性線維管や神経の出入りしている筋肉，あるいは筋膜固有の神経孔などは，まず最初に非生理的な損傷を受けやすい組織である。慢性化して治癒しにくい痛みやしびれは，経筋が何度も損傷と修復を繰り返す過程で形成された，癒着や瘢痕がおもな原因である。つまり「横絡」する経絡が機械的に圧迫されたために，気血阻滞が改善しにくくなり，長期的に津液が滲出して，凝聚，浸潤した結果である。十二経筋が関係する上記組織の分布を，臨床での検証に照らし合わせて具体的に分析して，200余りの常見される「筋結点」としてまとめ，これを経筋弁証論治から導き出された思索方法によって，分布の法則をまとめあげたのが本書である。治療の鍵となるのは「解結針法」を用いて「横絡」の圧迫を弛緩させることである。すなわち「一経が上実下虚で不通のものは，これ必ず横絡が大経に盛加して之を不通にさせ，視して之を泄する。これを解結といわれるなり」である。

　明の張　介賓（ちょうかいひん）は「十二経脈の外にある経筋とは何か？　経脈を覆うように営気が表裏をめぐる。そのため臓腑を出入りし次を以て相伝する。経脈は百骸と連携を取っており，そのため全身の維絡には定位置がある」と指摘している。本書は「筋結点」と解剖学の関係を直接観察して表現したため，多くの経筋愛好家が理解することに適しており，臨床上の操作の参考としてもさらに使いやすくなっている。われわれは，『黄帝内経』『経筋理論と臨床疼痛診療学』を参考に本書の基礎として，筋結点と神経・血管・筋肉・骨格の関係を図譜として編纂し，系統的に200以上の筋結点の解剖位置・効能・主治および注意事項を紹介している。本書を多くの経筋愛好家に手に取っていただき，経筋理論発展の一助になれば幸いである。

編者

治療点名索引

あ行

足三里次（あしさんりじ）… 77
胃脘下兪次（いかんげゆじ）… 35
譩譆次（いきじ）………… 131
或中次（いくちゅうじ）…… 158
委中次（いちゅうじ）……… 16
維道次（いどうじ）………… 85
胃兪次（いゆじ）…………… 34
委陽次（いようじ）………… 16
陰谷次（いんこくじ）……… 17
殷上次（いんじょうじ）…… 21
印堂次（いんどうじ）……… 51
陰包次（いんぽうじ）……… 117
陰陵上（いんりょうじょう）109
陰廉次（いんれんじ）……… 86
雲門次（いんもんじ）……… 156
横骨次（おうこつじ）……… 126
屋翳次（おくえいじ）……… 166

か行

外殷上（がいいんじょう）… 22
解渓次（かいけいじ）……… 75
外承扶（がいしょうふ）…… 24
外直立（がいちょくりつ）… 20
華蓋次（かがいじ）………… 97
膈関次（かくかんじ）……… 131
角孫次（かくそんじ）……… 142
鶴頂次（かくちょうじ）…… 82
膈兪次（かくゆじ）………… 36
関元次（かんげんじ）……… 88
関元兪次（かんげんゆじ）… 32
完骨次（かんこつじ）……… 72
環跳次（かんちょうじ）…… 25
関兎次（かんとじ）………… 83
肝兪次（かんゆじ）………… 35
気海次（きかいじ）………… 89
気海兪次（きかいゆじ）…… 33
気戸次（きこじ）…………… 69
気舎次（きしゃじ）………… 70

気衝次（きしょうじ）……… 85
期門次（きもんじ）………… 66
箕門次（きもんじ）………… 110
丘墟次（きゅうきょじ）…… 54
鳩尾次（きゅうびじ）……… 91
頬車次（きょうしゃじ）…… 102
夾承漿次（きょうしょうしょうじ）
　…………………………… 101
夾廉泉次（きょうれんせんじ）98
曲垣次（きょくえんじ）…… 150
棘外（きょくがい）………… 138
曲泉次（きょくせんじ）…… 125
極泉次（きょくせんじ）…… 172
曲沢次（きょくたくじ）…… 163
玉枕次（ぎょくちんじ）…… 49
玉堂次（ぎょくどうじ）…… 96
挙肩次（きょけんじ）……… 165
魚際次（ぎょさいじ）……… 151
曲骨次（きょっこつじ）…… 87
魚腰次（ぎょようじ）……… 52
帰来次（きらいじ）………… 93
銀口次（ぎんこうじ）……… 130
頸1-7横突起（けいいち-しちおうとっき）…………… 140
迎香次（げいこうじ）……… 105
脛骨外果棘（けいこつがいかきょく）……………… 79
京骨次（けいこつじ）……… 9
脛骨結節（けいこつけっせつ）78
脛骨内果棘（けいこつないかきょく）……………… 80
京門次（けいもんじ）……… 65
下脘次（げかんじ）………… 90
下関次（げかんじ）………… 103
下丘墟（げきゅうきょ）…… 54
下肩痛点（げけんつうてん）130
厥陰兪次（けついんゆじ）… 36
血海次（けっかいじ）……… 117
欠盆次（けつぼんじ）……… 70
欠盆上（けつぼんじょう）… 141
下髎次（げりょうじ）……… 38

肩髃次（けんぐうじ）……… 147
肩甲棘（けんこうきょく）… 138
肩甲上（けんこうじょう）… 149
健胯次（けんこじ）………… 63
牽正次（けんせいじ）……… 102
肩井次（けんせいじ）……… 150
肩痛点次（けんつうてんじ）130
肩貞次（けんていじ）……… 129
肩内陵次（けんないりょうじ）
　…………………………… 154
肩峰（けんほう）…………… 137
建里次（けんりじ）………… 90
肩髎次（けんりょうじ）…… 137
顴髎次（けんりょうじ）…… 104
膏肓次（こうこうじ）……… 132
肱骨内顆（こうこつないか）171
公孫次（こうそんじ）……… 107
公孫上（こうそんじょう）… 107
公孫下（こうそんげ）……… 121
肱中次（こうちゅうじ）…… 164
光明次（こうめいじ）……… 55
合陽外（ごうようがい）…… 15
合陽次（ごうようじ）……… 14
合陽内（ごうようない）…… 14
巨闕次（こけつじ）………… 91
巨骨次（ここつじ）………… 148
五枢次（ごすうじ）………… 111
巨髎次（こりょうじ）……… 105
崑崙次（こんろんじ）……… 10

さ行

三焦兪次（さんしょうゆじ）33
攅竹次（さんちくじ）……… 51
紫宮次（しきゅうじ）……… 97
趾趾（しし）………………… 75
趾趾1（ししいち）………… 115
趾趾4（ししし）…………… 53
趾趾5（ししご）…………… 7
志室次（ししつじ）………… 27
膝蓋外（しつがいがい）…… 80

膝蓋外上（しつがいがいじょう）
　………………………… 80
膝蓋外下（しつがいがいげ）　80
膝蓋上（しつがいじょう）… 79
膝蓋下（しつがいげ）……… 78
膝蓋内（しつがいない）…… 81
膝蓋内上（しつがいないじょう）
　………………………… 81
膝関次（しつかんじ）……… 116
失眠次（しつみんじ）……… 124
失眠前（しつみんぜん）…… 124
失眠内（しつみんない）…… 124
四瀆次（しとくじ）………… 134
四白次（しはくじ）………… 104
尺沢次（しゃくたくじ）…… 153
臑会次（じゅえじ）………… 137
臑兪次（じゅゆじ）………… 129
正営次（しょうえいじ）…… 74
小海次（しょうかいじ）…… 128
少海次（しょうかいじ）…… 171
照海次（しょうかいじ）…… 123
上腕次（じょうかんじ）…… 91
商丘次（しょうきゅうじ）… 108
承筋次（しょうきんじ）…… 13
上後腸骨棘（じょうごちょうこ
　つきょく）……………… 40
承山外（しょうざんがい）… 13
承山次（しょうざんじ）…… 12
承山内（しょうざんない）… 12
掌指1（しょうしいち）…… 151
掌指2－4（しょうしに－し）
　………………………… 161
掌指5（しょうしご）……… 169
承漿次（しょうしょうじ）… 101
小腸兪次（しょうちょうゆじ） 31
上風市（じょうふうし）…… 60
承扶次（しょうふじ）……… 23
章門次（しょうもんじ）…… 65
衝陽次（しょうようじ）…… 75
上髎次（じょうりょうじ）… 39
承霊次（しょうれいじ）…… 74
消濼次（しょうれきじ）…… 136
上廉泉次（じょうれんせんじ） 99
上腕骨外果（じょうわんこつが
　いか）…………………… 146
食竇次（しょくとくじ）…… 67

女膝次（じょしつじ）……… 11
次髎次（じりょうじ）……… 38
人迎次（じんげいじ）……… 100
神闕次（しんけつじ）……… 89
神蔵次（しんぞうじ）……… 158
神堂次（しんどうじ）……… 131
神封次（しんぽうじ）……… 157
申脈次（しんみゃくじ）…… 10
神門次（しんもんじ）……… 170
心兪次（しんゆじ）………… 36
腎兪次（じんゆじ）………… 33
水溝次（すいこうじ）……… 104
水道次（すいどうじ）……… 93
成骨次（せいこつじ）……… 59
成腓間（せいひかん）……… 59
青霊次（せいれいじ）……… 172
跖趾1－5（せきしいち－ご）
　………………………… 119
璇璣次（せんきじ）………… 97
泉生足次（せんせいそくじ） 11
率谷次（そっこくじ）……… 73
束骨次（そっこつじ）……… 8

た行

第1胸椎棘突（だいいちきょう
　ついきょくとつ）……… 46
第2胸椎棘突（だいにきょうつ
　いきょくとつ）………… 46
第3胸椎棘突（だいさんきょう
　ついきょくとつ）……… 46
第4胸椎棘突（だいよんきょう
　ついきょくとつ）……… 46
第5胸椎棘突（だいごきょうつ
　いきょくとつ）………… 46
第6胸椎棘突（だいろくきょう
　ついきょくとつ）……… 45
第7胸椎棘突（だいしちきょう
　ついきょくとつ）……… 45
第8胸椎棘突（だいはちきょう
　ついきょくとつ）……… 45
第9胸椎棘突（だいきゅうきょ
　うついきょくとつ）…… 45
第10胸椎棘突（だいじゅうきょ
　うついきょくとつ）…… 44
第11胸椎棘突（だいじゅういち

　きょうついきょくとつ）… 44
第12胸椎棘突（だいじゅうにきょ
　うついきょくとつ）……… 44
第1頸椎棘突（だいいちけいつ
　いきょくとつ）………… 48
第2頸椎棘突（だいにけいつい
　きょくとつ）…………… 48
第3頸椎棘突（だいさんけいつ
　いきょくとつ）………… 48
第4頸椎棘突（だいよんけいつ
　いきょくとつ）………… 48
第5頸椎棘突（だいごけいつい
　きょくとつ）…………… 47
第6頸椎棘突（だいろくけいつ
　いきょくとつ）………… 47
第7頸椎棘突（だいしちけいつ
　いきょくとつ）………… 47
第1仙骨棘突（だいいちせんこ
　つきょくとつ）………… 41
第2仙骨棘突（だいにせんこつ
　きょくとつ）…………… 41
第3仙骨棘突（だいさんせんこ
　つきょくとつ）………… 41
第4仙骨棘突（だいよんせんこ
　つきょくとつ）………… 41
第5仙骨棘突（だいごせんこつ
　きょくとつ）…………… 40
第1腰椎棘突（だいいちようつ
　いきょくとつ）………… 43
第2腰椎棘突（だいにようつい
　きょくとつ）…………… 43
第3腰椎棘突（だいさんようつ
　いきょくとつ）………… 43
第4腰椎棘突（だいよんようつ
　いきょくとつ）………… 42
第5腰椎棘突（だいごようつい
　きょくとつ）…………… 42
第1～5腰椎横突（だいいち～
　ごようついおうとつ）…… 29
太淵次（たいえんじ）……… 152
太渓次（たいけいじ）……… 123
抬肩次（たいけんじ）……… 155
大巨次（だいこじ）………… 94
大杼次（だいじょじ）……… 37
大腸兪次（だいちょうゆじ） 32
大都次（だいとじ）………… 107

太陽次（たいようじ）……… 143	日月次（にちげつじ）……… 66	**や行**
大陵次（だいりょうじ）…… 162	乳根次（にゅうこんじ）…… 167	湧泉次（ゆうせんじ）……… 120
沢下次（たくげじ）………… 163	然谷次（ねんこくじ）……… 122	幽門次（ゆうもんじ）……… 95
沢前次（たくぜんじ）……… 153	**は行**	兪府次（ゆふじ）…………… 158
膻中次（だんちゅうじ）…… 96	肺兪次（はいゆじ）………… 37	腰眼次（ようがんじ）……… 64
胆兪次（たんゆじ）………… 35	白環兪次（はっかんゆじ）… 30	腰宜次（ようぎじ）………… 64
地五里次（ちごりじ）……… 118	魄戸次（はっこじ）………… 132	陽渓次（ようけいじ）……… 145
秩辺次（ちっぺんじ）……… 26	髀関下（ひかんげ）………… 84	陽谷次（ようこくじ）……… 127
中脘次（ちゅうかんじ）…… 91	髀関次（ひかんじ）………… 112	膺窓次（ようそうじ）……… 166
中極次（ちゅうきょくじ）… 88	腓骨小頭（ひこつしょうとう）59	陽池次（ようちじ）………… 133
中空次（ちゅうくうじ）…… 63	髀枢（ひすう）……………… 61	陽白次（ようはくじ）……… 51
中焦兪次（ちゅうしょうゆじ）28	髀枢上（ひすうじょう）…… 61	陽陵次（ようりょうじ）…… 57
肘尖次（ちゅうせんじ）…… 135	髀枢内（ひすうない）……… 62	**ら行**
中庭次（ちゅうていじ）…… 96	臂中次（ひちゅうじ）……… 163	陵下次（りょうげじ）……… 56
中府次（ちゅうふじ）……… 155	百会次（ひゃくえじ）……… 50	陵後次（りょうごじ）……… 58
中封次（ちゅうほうじ）…… 115	脾兪次（ひゆじ）…………… 34	髎膝間（りょうしつかん）… 116
中髎次（ちゅうりょうじ）… 38	風市次（ふうしじ）………… 60	梁門次（りょうもんじ）…… 95
中膂兪次（ちゅうりょゆじ） 30	風池次（ふうちじ）………… 73	髎髎次（りょうりょうじ）… 116
直立次（ちょくりつじ）…… 19	風門次（ふうもんじ）……… 37	霊墟次（れいきょじ）……… 158
手三里次（てさんりじ）…… 146	腹哀次（ふくあいじ）……… 66	列欠次（れっけつじ）……… 145
天渓次（てんけいじ）……… 68	伏兎次（ふくとじ）………… 83	廉泉次（れんせんじ）……… 98
天井次（てんせいじ）……… 135	浮郄次（ふげきじ）………… 18	顱息次（ろそくじ）………… 142
天宗次（てんそうじ）……… 138	府舎次（ふしゃじ）………… 113	**わ**
天柱次（てんちゅうじ）…… 49	附分次（ふぶんじ）………… 132	和髎次（わりょうじ）……… 143
天鼎次（てんていじ）……… 71	秉風次（へいふうじ）……… 150	腕骨次（わんこつじ）……… 127
天突旁（てんとつぼう）…… 71	膀胱兪次（ぼうこうゆじ）… 31	
天突次（てんとつじ）……… 97	豊隆次（ほうりゅうじ）…… 76	
天府次（てんぷじ）………… 154	歩廊次（ほろうじ）………… 157	
天牖次（てんゆうじ）……… 72	**ま行**	
天髎次（てんりょうじ）…… 139	盲門次（もうもんじ）……… 27	
督兪次（とくゆじ）………… 36	目窓次（もくそうじ）……… 74	
な行		
内殷上（ないいんじょう）… 21		
内直立（ないちょくりつ）… 19		

主治索引

あ

あかぎれ……………………… 14
足首関節の痛み…… 12, 13, 15, 26, 53, 54, 56, 63, 75, 76, 80, 107, 108, 109, 115, 116, 119, 120, 123
足首関節の腫痛………………… 25

い

胃脘痛………………………… 66
息切れ……… 46, 69, 71, 96, 154
胃痛……………………………35
咽喉（咽部）の異物感 ……… 72, 97, 158
咽痛……………………………99
咽部の異常感………… 98, 99
陰部の痛み………… 17, 86, 118

う

腕の無力感……… 127, 145, 170

お

嘔吐…………………………… 99
悪心…………………………… 99
オトガイ部の痛み………… 101

か

外果の痛み…………… 7, 9, 10
咳嗽………………………… 132
膈筋の痙攣……………………36
下肢に放散痛の走る腰殿部の痛み……………………… 31, 63
下肢に放散痛の走る腰痛…… 30, 31, 38
下肢に放散痛の走る腰仙部の痛み……………………… 38, 39

下歯の痛み………………… 101
下肢の痛み… 40, 55, 85, 87, 125
下肢の麻痺… 16, 19, 20, 21, 22, 23, 24, 25, 26, 56, 57, 58, 60, 61, 62, 63, 82, 83, 85, 112, 117
下肢の無力感……… 19, 20, 21, 22, 23, 24, 25, 26, 32, 56, 57, 58, 60, 61, 62, 63, 64, 76, 77, 79, 82, 83, 85, 112, 113, 117
下肢の冷痛……………… 32, 85
かすみ目……… 51, 52, 73, 104
下腿および足果の痛み…… 81
下腿および足指の違和感… 16
下腿および足指のしびれ・灼熱痛・涼感・違和感・無力感 14
下腿外側・後側の痛み…… 7, 9
下腿外側の痛み………… 10, 64
下腿筋の痙攣………………… 16
下腿後面内側の痛み………… 12
下腿後面外側の痛み…… 13, 15
下腿後面の痛み…… 11, 13, 14
下腿と足指の異常感………… 16
下腿内側縁の麻痺・痛み… 117
下腿内側のしびれ………… 117
下腿に痛みが放散する腰痛…… 61
下腿に痛みが放散する腰殿部の痛み……………………… 62
下腿の短縮感…………… 14, 16
下腿部および踝部の痛み… 81
下腿部の痛み…… 12, 15, 16, 17, 18, 56, 57, 58, 75, 76, 77, 78, 80, 107, 109, 123
下腿部の違和感……………… 18
下腿部のしびれ…………… 110
下腿部の無力感…… 12, 13, 15, 16, 17, 18
下腿や足果に痛みが放散した大腿部の痛み ………………60
肩および肘関節の牽制痛… 165
肩関節の痛み…… 129, 138, 146, 148, 153, 155, 165, 172

肩周囲の痛み………… 130, 136, 137, 138, 139, 147, 149, 150, 154, 155, 156
肩・上腕・手指のしびれ… 140
肩の外転時の痛み…… 138, 150
肩の機能障害……………… 137
肩の挙上時の痛み………… 154
肩の後伸時の痛み………… 165
肩の後伸・外転時の痛み… 154
肩を挙上後に伸ばした際の痛み……………………… 129
下腹部の痛み……… 61, 83, 87, 88, 89, 126
眼球内陥……………………… 72
眼瞼下垂……………………… 72
寛骨外転時の痛み…………… 26
寛骨大腿部の痛み………… 125
眼精疲労…………………… 143
顔面筋肉の麻痺…………… 105
顔面痛………………… 104, 105
顔面の血管拡張……………… 72

き

胸脇部の痛み… 28, 35, 36, 65, 66
胸前区の痛み………………… 96
胸痛……… 33, 34, 36, 46, 66, 67, 68, 69, 70, 91, 95, 96, 97, 130, 131, 148, 154, 155, 156, 157, 158, 166, 167
胸背部の痛み……… 35, 36, 37, 45, 46, 131, 132
胸腹部の痛み…………… 92, 96
胸悶……… 28, 35, 36, 37, 45, 46, 65, 66, 67, 68, 69, 70, 71, 96, 97, 131, 132, 139, 147, 148, 150, 154, 155, 156, 157, 158, 166
脇肋部の痛み…… 27, 33, 34, 35
魚際筋の委縮……………… 140

く

口の歪み……………… 101, 104
踝の痛み……………………… 55, 78

け

頸肩上肢の痛み…………… 132
頸肩部の痛み………… 48, 49, 70, 72, 136, 137, 138, 140, 141, 150, 166, 167
頸肩部や上肢のしびれ…… 138, 139
頸肩腕部の麻痺・痛み・無力感 …………………………… 172
頸項部および肩背部の痛み 47
頸項部の痛み……… 37, 45, 46, 49, 70, 71, 72, 73, 98, 100, 132, 138, 139, 149, 158
頸項部のこわばり………… 70
頸項部のこわばりや痛み… 73
月経痛…………… 86, 112, 118
月経不順…………………… 29
月経不調………………… 93, 113
眩暈………………………… 142
肩甲区の痛み……………… 149
言語不利…………………… 99
腱鞘炎……………………… 169
肩上腕部の痛み………… 129, 138
肩前部の痛み……………… 131
肩痛………………………… 69
肩痛が肘から腕まで広がる 164
肩背部の痛み…… 47, 130, 131, 132, 138, 150
肩腕部の痛み……………… 172

こ

口渇………………………… 72
口眼歪斜…………………… 102
哮喘…………… 36, 37, 97, 100, 132, 157, 158
股関節外転時の痛み……… 112
股関節の痛み…… 15, 54, 55, 60, 61, 62, 63, 79, 81, 82, 83
股関節の弾発音…………… 61

腰から下肢外側に方散する痛み ………………………………… 24

し

指屈筋の腱鞘炎…………… 161
歯痛………………… 102, 103
膝外側の痛み……………… 9
膝窩部の痛み……… 11, 12, 78
膝関節の痛み…… 10, 11, 12, 13, 14, 15, 16, 17, 18, 19, 20, 21, 22, 23, 26, 54, 56, 57, 58, 59, 60, 63, 64, 75, 76, 77, 78, 79, 80, 81, 82, 85, 107, 108, 109, 110, 112, 115, 116, 117, 118
膝関節の腫痛……………… 25
膝周囲の痛み………… 113, 125
膝痛………………… 10, 55, 81, 83
膝痛から引き起こされる鼠径部の痛み……………………… 116
膝部の弾撥音……………… 116
斜頸……………………… 71, 72
手根関節（部）の痛み… 127, 133, 145, 170
手根屈伸時の痛み………… 171
手根前腕部の痛み………… 152
手根部の無力感…………… 152
手指および腕部の異様感覚 172
手指のしびれや異常感…… 127
手指の麻痺………… 162, 170
消化機能異常……………… 29
少汗………………………… 72
上肢および手指のしびれ… 141
小指球筋の委縮や無力感… 127
上肢筋肉の無力感・萎縮… 141
上肢の異常感……………… 140
上肢の外転時の痛み……… 155
上肢のしびれ……………… 70
上肢の麻痺や無力感… 155, 166
上肢の無力感……………… 146
上肢の冷痛………………… 72
少腹部の痛み… 84, 85, 86, 118
小腹部の痛みを牽引する腰仙部の痛み………………… 38, 39
小腹部の痛みを牽引する腰痛 38
上腕・肘・前腕部の痛みや違和感…………………………… 172
上腕部の痛み…… 136, 137, 164
食欲不振………………… 65, 66
書写時の肘痛……………… 171
心悸… 36, 37, 45, 46, 49, 52, 67, 68, 73, 92, 96, 100, 131, 132
伸膝時の痛み………… 12, 13, 17
心前区の痛み………… 36, 37, 67, 68, 92, 95, 96, 157, 158, 167

す

頭暈……………… 47, 48, 49, 50, 73, 74, 100, 139, 150
頭痛…… 47, 48, 49, 50, 51, 52, 70, 72, 73, 102, 103, 139, 142, 150

せ

生殖機能障害…………… 29, 113
舌体の粗大………………… 99
前胸部の痛み……………… 155
前脛骨下腿部の痛み……… 122
前脛骨の痛み……………… 115
仙尾部の痛み……………… 40
前腕旋回時の痛み………… 163
前腕部および指腕部の痛み 146
前腕部および母指の痛みを引き起こす腕部の痛み……… 145
前腕部の痛み…………… 134, 146, 153, 163, 171
前腕部の痛み・麻痺・無力感・異様感覚………………… 128
前腕部の無力感や麻痺…… 172
前腕・腕指の麻痺………… 163

そ

足外果の痛み……………… 8
足外側縁の痛み………… 7, 8, 9
足外側の痛み……………… 10
足下垂………………… 15, 16
足果の痛み… 10, 11, 54, 75, 115, 122, 123
足指から下腿部に連なる部位の痛み……………………… 121

足指節間関節の痛み……75, 115
足指の痛み……………… 53, 75, 76, 107, 115, 123
足指の感覚異常・麻痺・無力感 ………………………… 123
足指のしびれや灼熱痛…… 123
足指の冷えやしびれ……… 55
足踵の痛み………… 11, 12, 13, 78, 79, 80, 81, 124
足小指の痛み……………… 7, 8
足前部の痛み……………… 119
足底中心の痛み…………… 9
足底の痛み…… 107, 120, 123
足背の痹痛………………… 10
足背と足指の違和感……… 15
鼠径部の痛み………… 81, 85, 110, 112, 117
咀嚼痛………………… 73, 103

た

第5中手指節関節の痛み… 169
大腿外側部の痛み………… 60
大腿外側部のしびれや感覚異常 ………………………… 111
大腿寛骨部の痛み…… 111, 113
大腿後面の痛み…… 15, 19, 20, 21, 22, 23
大腿四頭筋の委縮………… 85
大腿内側部の痛み………… 117
大腿部の痛み………… 63, 83, 84, 85, 86, 110, 112, 117
大腿を外転した際の痛み… 84, 86
大便の異常………………… 113

ち

恥骨・陰部の痛み………… 84
中手指節関節の痛み……… 161
肘部の痛み………… 135, 163
長母指屈筋の腱鞘炎……… 151

つ

土踏まずの痛み… 108, 121, 122

て

手の痹痛…………………… 136
手の麻痺…………………… 134
手の麻痺や無力感………… 166
殿部後面および大腿後面の麻痺 ………………………… 30
殿部後面の痛み…… 17, 18, 19, 20, 21, 22, 23, 25
殿部・大腿部に向けて放散する痛みがある腰痛……… 32
殿部・大腿部の知覚障害… 31
殿部の痛み………… 24, 26
殿部の知覚障害…………… 30
殿部や下肢に放散痛の走る腰痛 ………………………… 64

と

瞳孔縮小…………………… 72
どもり……………………… 98

な

内果の痛み………………… 121
難聴………………… 142, 143

に

尿意急迫…………… 29, 113

の

飲み込みにくい…………… 98
飲み込みの異常…………… 99

は

梅核気……………………… 71
吐き気……………………… 66
発汗異常…………………… 14
ばね指……………… 151, 161

ひ

鼻塞……………………… 105

膝の屈伸時の痛み………… 18
肘および上腕・肩関節の牽引痛 ………………………… 153
肘関節の痛み…… 128, 146, 153, 163, 171
腓腹筋の痙攣……………… 16
皮膚の乾燥………………… 14
頻尿………………… 29, 113

ふ

腹脹………………… 66, 113
腹痛………… 27, 32, 33, 34, 35, 65, 66, 67, 89, 90, 91, 93, 94, 95, 113, 167

へ

偏頭痛…………… 73, 74, 143

ほ

母指から前腕に引っぱられる痛み…………………… 151
母指関節の痛み…………… 151
母指で物を掴む際の無力感 151
母指内転筋の痛み………… 151

み

耳鳴り……………… 142, 143

む

無力感……………… 70, 134

め

面頬部の痛み………… 102, 103

も

股・膝部の痛み…………… 61

ゆ

指や手首の違和感………… 170

よ

腰仙部の痛み……… 17, 26, 30, 32, 38, 39, 40, 41
腰腿部の痛み……… 25, 26, 28, 33, 40, 41, 42, 43, 54, 59, 64
腰痛……………… 10, 11, 12, 13, 14, 15, 16, 17, 18, 19, 20, 21, 22, 23, 24, 27, 28, 29, 32, 33, 35, 40, 41, 54, 55, 56, 57, 58, 63, 64, 65, 82, 85, 109, 111, 112, 113, 118, 125
腰殿部および大腿部の知覚障害
………………………… 31
腰殿部の痛み……… 31, 33, 61
腰背部の痛み…………… 33, 34, 42, 43, 44, 129
腰腹部の痛み…… 28, 29, 85, 112

り

流涎…………………… 105

わ

腕関節の痛み…… 127, 152, 162
腕指の痛み…………… 127
腕部の痛みから引き起こされる指の痛み………………… 162

【主編者略歴】
劉春山（りゅう・しゅんさん）
中国針灸学会経筋診療専業委員会副主任委員・烟台針灸学会副理事長・針灸研究所所長。長年にわたって経筋診療にたずさわり，数万人の患者を治療してきた。経筋診療の研究を展開し，「松解針」「長圓針」「新鈹針」で国の特許を取得。中国中医科学院が資金援助する「経筋文献整理与診治規範」プロジェクトに加わったほか，「運用長圓針以解結法弁証松解膝周結筋病灶点治療膝骨性関節炎疼痛的研究」項目が国家中医薬管理局認定の中国中医科学院科技進歩賞を獲得。著書に，『中国経筋学』『経筋理論与臨床疼痛診療学』『長圓針療法』などがある。

【訳者略歴】
猪俣稔成（いのまた・としなり）
1968 年生。
1992 年，明治大学文学部卒業。
2004 年，中国遼寧中医大学中医学科卒業。
中国医師資格（中医師）取得。
遼寧中医学院日本校開校を機に中医学を始める。
現在，漢方薬局八仙堂相模原店にて相談員を務める。

絵で見る経筋治療

2013年9月4日　　　第1版第1刷発行

原　　書：『完全図解版 人体経筋循行地図』© 人民軍医出版社（2010年刊）
監　　修：薛立功
編　　著：劉春山・趙瑞国・高慶霞
翻　　訳：猪俣稔成
発行者：井ノ上匠
発行所：東洋学術出版社
　　　　（本　　　社）〒272-0822　千葉県市川市宮久保3-1-5
　　　　（営　業　部）〒272-0823　千葉県市川市東菅野1-19-7-102
　　　　　　　　　　　電話 047(321) 4428　FAX 047(321) 4427
　　　　　　　　　　　e-mail：hanbai@chuui.co.jp
　　　　（編　集　部）〒272-0021　千葉県市川市八幡2-11-5-403
　　　　　　　　　　　電話 047(335) 6780　FAX 047(300) 0565
　　　　　　　　　　　e-mail：henshu@chuui.co.jp
　　　　（ホームページ）http://www.chuui.co.jp/

印刷・製本／モリモト印刷株式会社　　装幀／山口方舟
◎定価はカバーに表示してあります　　◎落丁，乱丁本はお取り替えいたします

©2013 Printed in Japan　　　　　　　　ISBN978-4-904224-25-0 C3047

中医学の魅力に触れ，実践する

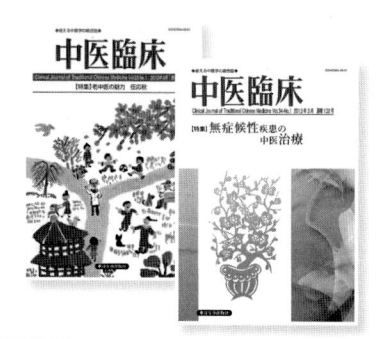

[季刊] 中医臨床

●——湯液とエキス製剤を両輪に

中医弁証の力を余すところなく発揮するには，湯液治療を身につけることが欠かせません。病因病機を審らかにして治法を導き，ポイントを押さえて処方を自由に構成します。一方エキス剤であっても限定付ながら，弁証能力を向上させることで臨機応変な運用が可能になります。各種入門講座や臨床報告の記事などから弁証論治を実践するコツを学べます。

●——中国の中医に学ぶ

現代中医学を形づくった老中医の経験を土台にして，中医学はいまも進化をつづけています。本場中国の経験豊富な中医師の臨床や研究から，最新の中国中医事情に至るまで，編集部独自の視点で情報をピックアップして紹介します。翻訳文献・インタビュー・取材記事・解説記事・ニュース……など，多彩な内容です。

●——薬と針灸の基礎理論は共通

中医学は薬も針も共通の生理観・病理観にもとづいている点が特徴です。針灸の記事だからといって医師や薬剤師の方にとって無関係なのではなく，逆に薬の記事のなかに鍼灸師に役立つ情報が詰まっています。好評の長期連載「弁証論治トレーニング」では，共通の症例を針と薬の双方からコメンテーターが易しく解説しています。

●——古典の世界へ誘う

『内経』以来2千年にわたって連綿と続いてきた古典医学を高度に概括したものが現代中医学です。古典のなかには，再編成する過程でこぼれ落ちた智慧がたくさん残されています。しかし古典の世界は果てしなく広く，つかみどころがありません。そこで本誌では古典の世界へ誘う記事を随時企画しています。

- ●定　　　価　　1,650円（送料別210円）
- ●年間予約　　6,600円（4冊分・送料共）
- ●3年予約　18,000円（12冊分・送料共）

フリーダイヤルFAX
0120-727-060

東洋学術出版社

〒272-0823　千葉県市川市東菅野1-19-7-102
電話：(047) 321-4428
E-mail：hanbai@chuui.co.jp
URL：http://www.chuui.co.jp

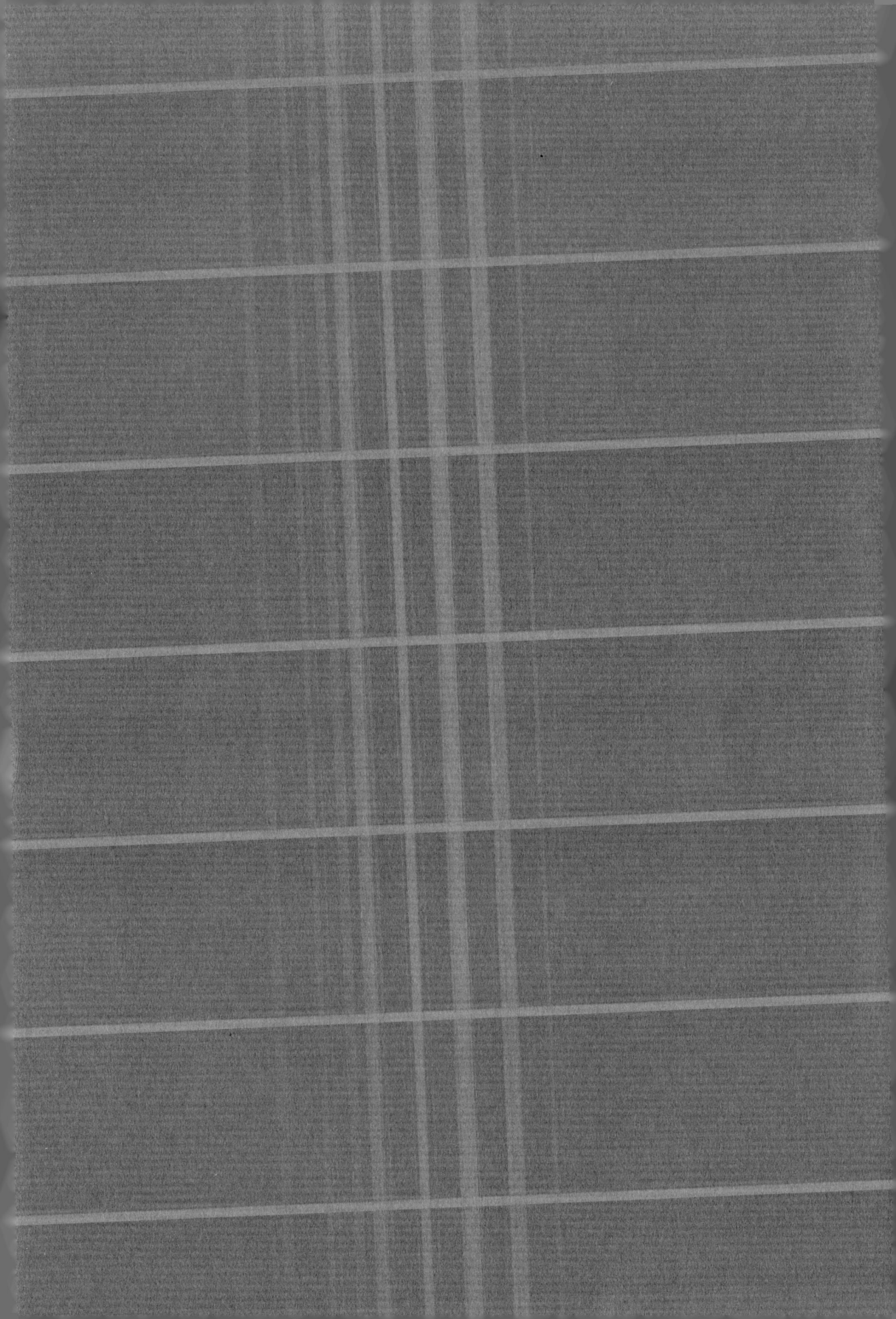